痛みが消えてずっと歩ける

100年ひざ

巽《たつみ》一郎

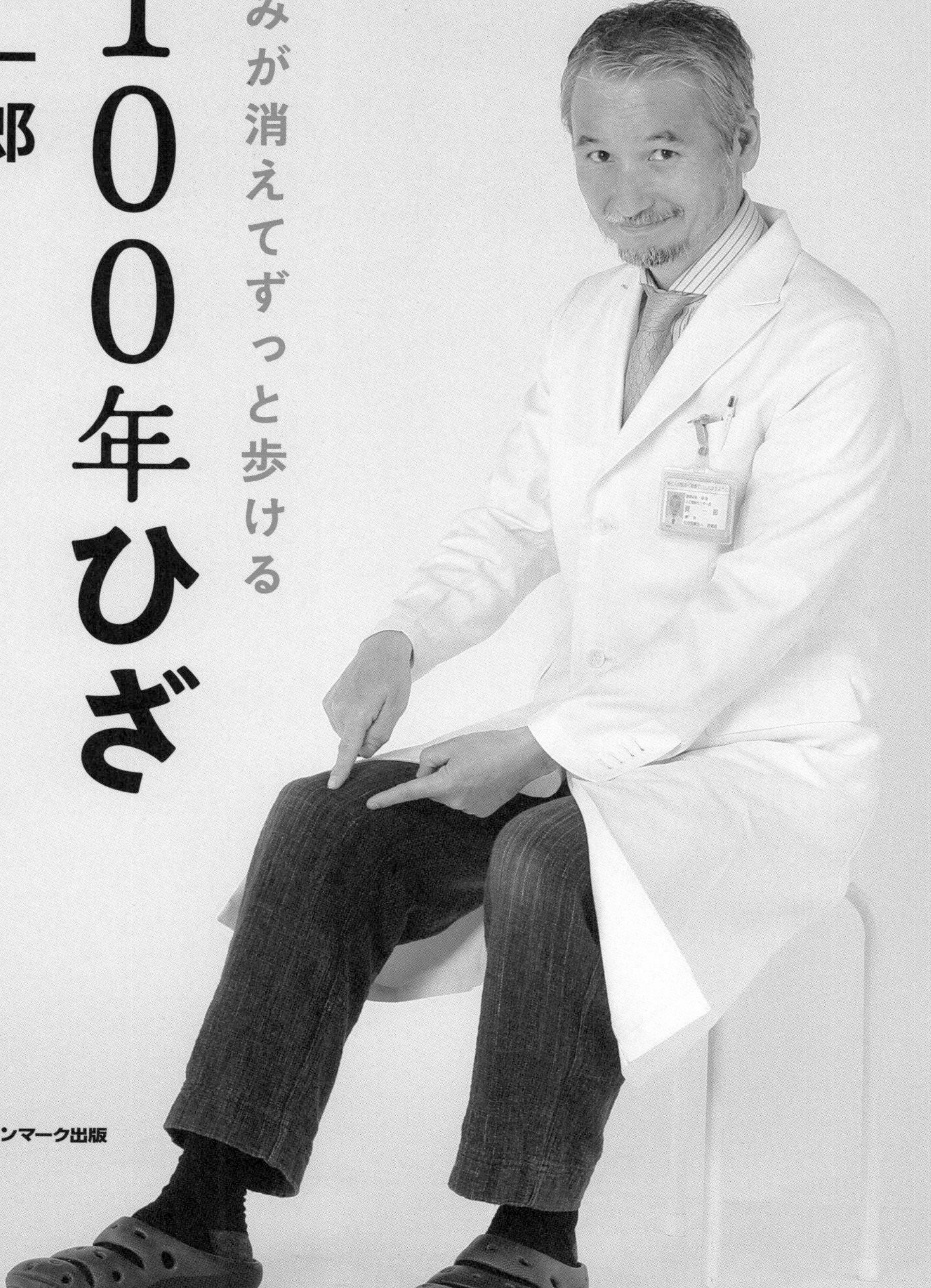

サンマーク出版

プロローグ

たつみ式「ひざの5原則」

みなさん、こんにちは。ひざ関節を専門とする整形外科医の巽《たつみ》一郎です。

令和元年11月に刊行した拙著『100年足腰』をお読みいただいた方から、300通を超えるご質問や感謝のお手紙をいただきました。今回は、そこにあった多くの質問に答えること、そしてさらに多くのひざ痛でお困りの方に届くよう、「ひざ」に焦点を当てた本を、満を持してお届けします。

質問が多かったことへの回答や、この数年の診療で新たに見出せたこと、さらに日頃のセルフケアに加えるとよいことなどをご紹介させていただきます。

僕がひざの関節だけを診るように決めてから、早くも17年がたちました。

毎日ひざのことでお困りの方と話していて感じるのは、人生100年時代を自分らしく、軽やかに生ききるためには「ひざ」が要《かなめ》だということ。年を重ねるごとに多くの方が悩まれるのが「ひざ」。その問題をこの本で解決できたらうれしいです。**不思議なことに、ひざの問題を解決しようと取り組んでいくうちに、さまざまな健康問題についても、解決の糸口が見つかると思います。**

読後、「この本を読んでよかった！」と思っていただけるように、他ではおそらくあまり知る機会がない情報も交え、「100年ひざ」のつくり方をご紹介していきましょう。

今回は『100年足腰』を読まれた方の質問への回答の意味もこめ、少し専門的な話をしているところもあります。もしもむずかしいと感じるとしたら、それは用語だけですから、そこは読み飛ばしていただいて結構です。

でも、ひざの困りごとを治したい方は、本書でご紹介していく、4つの切らない方法と、対症療法をやめるという「5つの原則」だけは読み取ってくださいね。

愛知県一宮市でも続く「たつみ式保存療法」

さて、本題に入る前に少しだけ、自己紹介をさせてください。僕は自他ともに認める「ちょっと変わった医者」なので、「はじめまして」の方も読み進めやすいように、僕の診療や生活についての基本的な考え方をご紹介しておきたいと思います。

僕は１９６０年、関西生まれの63歳。そんなわけでときどき関西弁が混ざります。ついこの前まで、関東で15年も暮らしましたが、母国語は抜けませんね。

令和２年５月に、神奈川県にある湘南鎌倉総合病院から、愛知県一宮市の一宮西病院人工関節センターに診療場所を移しました。僕の母親がレビー小体型認知症になったからです。木曽川の豊かな自然のある一宮市で母を復活させられたらとの思いで、大好きな湘南を離れました。

僕は小学生のときに父が早逝し、母が一人で僕と２つ年下の妹、そして祖母（父の母）を守り育ててくれたので、母の認知症をなんとしても治したい一心でした。

僕の患者さんは高齢者が多く、なかには90歳を過ぎてもお元気でひざの手術を希望される方もいます。お話ししても、認知症がまったくないので、そんな患者さんには「これまでどう生きてこられたか」を聞き、情報収集しています。

僕のこれまでのデータでは、土を触って生きて来られた方には、認知症が少ないと感じています。僕なりのフィールドワークをもとにあれこれ挑戦しながら、母の認知症と向き合っています。

僕が「すぐには手術をしない」理由

湘南で診察していたころも、そして今も、外来には日本全国はもとより、海外からも患者さんが来られています。愛知県というのは日本の地図でいうとほぼ真ん中なので、一宮西病院に移ってからは、「鎌倉は遠かったけど、今度は近くなった」と喜んでくれる患者さんも少なくありません。

これまでも、そして今も、ひざの関節を専門とする僕にとって、最善の治療プログラムを実践できる環境で、僕の診療は場所が変わってもとくに変わりません。

手術に関する技術革新などは世界水準で日々アップデートしていきますが、もっとも肝心な「見立て・基本的な治療」は不変です。

ひざのことでお困りの患者さんと向き合い、その声に耳を傾け、一緒に原因を探し、痛みをとっていく。

シンプルだから、変わりようがないんですね。

「すぐには手術をしない」というのも、軟骨がすべてなくなった患者さんでも「復活」す

る現実を見てきたから。これは僕自身が驚いたほどです。ひざが悪くなった原因を探し、それと向き合い、乗り越えた人は自分で治る。本当に多くの患者さんから教わりました。

でも、だからといって、それを押し付けるのもよくありません。原因と向き合いたくない人には、押し付けない。時間がない人には、手術で乗り越えていただく。今でもひざの手術は大好きなので問題はありません。必要があれば最善の手術をします。


くわしくは以下の章で紹介していきますが、手術をしなくても「たつみ式保存療法」という4つの方法で痛みがとれ、前のように歩いたり、活動したりできるようになる人が後を絶ちません。

痛みを乗り越えて、治られた方のほとんどが、最初は痛みをとり、再び思うように歩くには「手術しかない」と思っていた患者さんです。勝手にそう思い込んでいたわけではなくて、前に診てもらった医師からそういわれたからです。でも、悪くなった「原因」を改善することで痛くなくなり、動けるようになると、手術の必要はなくなるのです。

「初診」の患者さんに必ず話すこと

一宮西病院では、外来に来られた初診の方と、一緒に来院されたご家族に、約1時間の「初診ひざの話」をします。

ひざが悪くなる原因やレントゲンの見方について話し、そして手術をしないでひざを治す「保存療法」と「手術」について、両者それぞれのメリット・デメリットをお話しして、患者さんが自分で判断できるようにします。それがむずかしい方でも、一緒に来られたご家族と本人が相談して、治療法を選択できる状況をつくります。

その「初診ひざの話」の中でお伝えしていることは、まず「手術をしないでひざ痛を治す4つの方法」。そしてもう一つ、「対症療法をやめて、根本療法をしましょう」ということです。

このお話を聴いていただいたあと、簡単な質問を受けてから個別の診察に入ります。個別の診察では、その患者さんがひざの痛みを起こした一番大きな原因に焦点を当てます。そしてそれを乗り越える方法をいくつか提案させていただきます。

手術をするかどうかはそのときには決めず、3か月後に「宿題」をやっていただいてから、再診外来の予約をしてもらいます。

「宿題」に取り組む過程で、初診時の痛みが半分以下になった方はたいてい、もう3か月がんばり、ひざ痛とさよならします。痛みが1割も減らなかった人は、その原因を一緒に考えます。そこでもう一度保存療法に取り組むか、手術をするかを決めていただきます。

これは、湘南の病院にいた当時と同じ治療方針ですが、現在も、北海道、東北、関東から、新潟、関西、四国、九州から、患者さん方は杖をついて、あるいは車イスに乗って来られます。

ここ最近では「初診ひざの話」を聴いて保存療法に取り組んだ約60％の患者さんが3～6か月で痛みから卒業されています。手術を決める人は再診患者さんの5～10％。30％の人は、3か月後の再診の際に、「もう少しがんばってきます」と、次の再診予約をして、再度保存療法へ戻られます。

僕が提案している保存療法は、「4つの切らない方法」と「対症療法をやめること」だけ。それで多くの患者さんが、ひざ痛から卒業されています。その方法をすべて本にすることで、現在半年待ちの新患外来へ並ばずにすめば、という思いで本書を書いています。

「手術しかない」と言われた人も手術不要になった「保存療法」

この4つの「保存療法」は、「将来ひざが痛くなって、歩けなくなるのはいやだな」「ときどき歩きはじめにひざが痛いけど、病院に行くほどでもないかな」などと思っている人には「予防法」「重症化・再発予防法」として活用していただけます。

また、診察には最初から手術をする気満々で来院される方もおられます。そういう方でも、4つの方法にしっかり取り組むことで、術後の経過が早く楽になります。

なんといっても、手術を覚悟していた人にさえ有効な保存療法ですから、「100年ひざ」を実現するためにこれ以上のものはありません。それをこの本の中で、きっちりとご紹介しましょう。真剣に取り組めば効果は3〜6か月で出ます。

そして今、僕自身は新天地・一宮で「100年体力」を養い中です。

ひざの痛みや歩行のトラブルで困っている人を一人でも多く根本的な治癒へ導きたい。

現代医療が見失っている「根本原因」に目を向け、自力で健康になるシンプルな法則を理解し、実践する人を増やしたい。

僕は、やりたいことがあるから健やかであろうと思って、一宮では以前に増して心とからだにやさしい家で暮らしを充実させています。古民家を買って、畑を始めました。母と過ごす時間をもち、天然素材でリフォームした家で眠り、土を耕し、安全な食べ物を感謝していただく——など、いたって素朴な営みを大事にしています。

僕自身が健やかで、心地よく在り、患者さん一人ひとりを大切に「おもてなし」できるように、自分の心身の健康や暮らしに気づかっています。そんな話もしていきたいと思います。

では、前置きはこのへんでおしまい。

「ひざの関節」の大切さをご紹介することから、本題に入っていきましょう！

100年ひざ●目次

プロローグ

1章

健康長寿の要《かなめ》「ひざ」

1万4000人の「ひざ」が教えてくれること

2章

軟骨復活劇場へようこそ

ひざの軟骨は「自力で」再生できる

たつみ式「軟骨を減らさない歩き方」

3章 やってみよう！ たつみ式軟骨体操

4章 からだの力を信じて「100年体力」をかなえよう

100年体力を望む人に僕が伝えたいこと

ブックデザイン　萩原弦一郎（256）
体操ページデザイン　野口佳大
写真　金田邦男
モデル　平未歩（SATORU JAPAN）
ヘアメイク　三輪昌子
イラスト　安比奈ゆき
本文DTP　天龍社
構成　下平貴子
編集協力　くすのき舎
編集　橋口英恵（サンマーク出版）

1 章

健康長寿の要《かなめ》「ひざ」

1万4000人の「ひざ」が教えてくれること

人間活動を支える「ひざ」

僕は整形外科医ですから、かつては腰や手足のケガや病気なども診察していました。しかし2006年からいまに至る17年間は「ひざの関節」だけを診ています。**これまで約1万4000人のひざを診て、5300件ほどの手術を執刀しました。**日々、世界中のひざ治療の文献などを研さんしたり、まさに〝ひざ三昧〟という毎日を過ごしています。

2006年から2020年までは神奈川県にある湘南鎌倉総合病院で、膝関節センター長をしていました。じつは、センター開設当時の僕は、変形性膝関節症で内側のひざ軟骨が完全になくなり骨と骨が当たっているような人には「手術しかない」と思っていました。

いまの僕とは別人のようですが、考えが一変したのは、変形性膝関節症の中期以降の人

でも、保存療法に取り組んだ多くの方が、痛みがなくなり歩けるようになったから。

軟骨がなくなったとしても、ひざは復活する——それは多くの患者さんをしっかり診察するなかで、患者さんから教えてもらったことでした。

人のからだには約260個の関節がありますが、ひざの関節はその中でももっとも荷重がかかる荷重関節です。歩いたり、動いたり、人が活動するときに中心的な役割を担っていて、ひざの関節がうまく機能してこそ、人は、思うがまま、安心して動けます。

整形外科医になって最初のころの僕は、からだの中で最大の関節である「股関節」の手術に没頭しました。股関節のほうが、皮膚から遠く深いため、最初はむずかしかった。ひざ関節は皮膚のすぐ下にあり、手術は簡単なものに思えました。

でも結果は正反対で、股関節を手術した患者さんは、人工関節を入れると痛みがすぐに消えて楽しそう。一方で、ひざ関節を手術した患者さんは、よくなる人と、まだ少し痛みが残ったり、ひざの曲がりがよくなかったりする人がいて、結果を出すのがむずかしいというのが実感でした。

ボールとソケットの関係性である股関節は、屈曲・伸展のほか、脚を外側に開いたり、内側にひねったりすることを可能にします。動きの自由度が高いため、衝撃を受けた場合も、その逃がしようがいろいろあって、比較的「壊れにくい」といえます（そのために脱臼という怖い落とし穴もあるのですが）。

一方、ひざの関節は、単純には曲げる・伸ばすの2方向しか動かないのですが、とても精巧さを備えていて、衝撃をダイレクトに受けやすく、股関節より「壊れやすい」。歳を重ねたときに、股関節よりもひざ関節を病む患者さんの数が多いこともうなずけます。

僕は、ひざのそんな精緻さ、精巧さに魅せられて、ひざ関節の治療にのめり込んでいきました。

手術を重ねるにつれて、ひざ関節は単純に「伸ばす」と「曲げる」だけではないことがわかってきました。これはちょっと専門的な話になりますが、ひざの関節は、関節を伸ばしきる直前にはひざから下（下腿といいます）が15度くらい外旋（外側に回旋すること）し、ひざを曲げていくと、120度を超えたくらいから、下腿が内旋（内側に回旋すること）します。ひざの関節は内側の大腿骨内顆を中心に回転運動をしていることがわかってきました。（左ページ図）大腿骨外顆は正座をしているときには、後ろへ脱臼します。

ひざ関節の動き

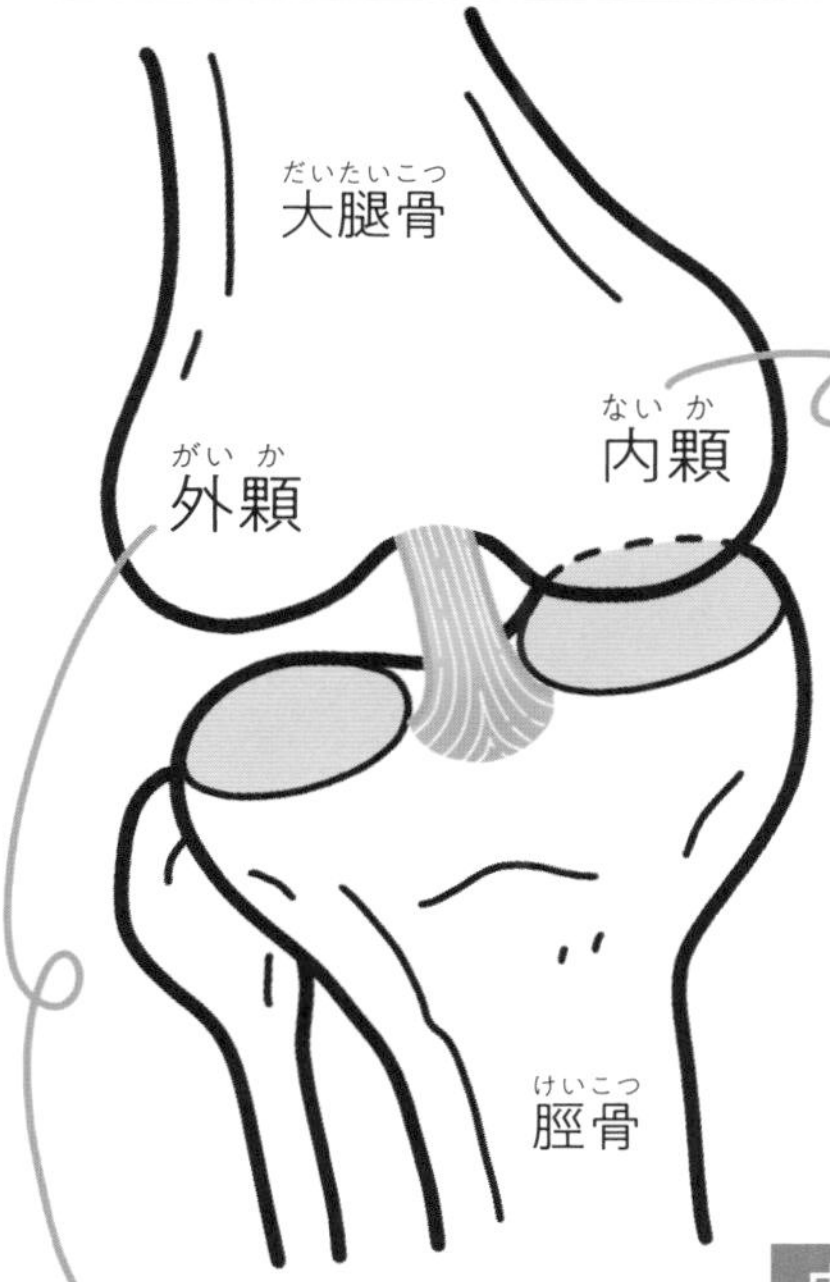

大腿骨内顆はボール＆ソケット

内顆を横から見ると

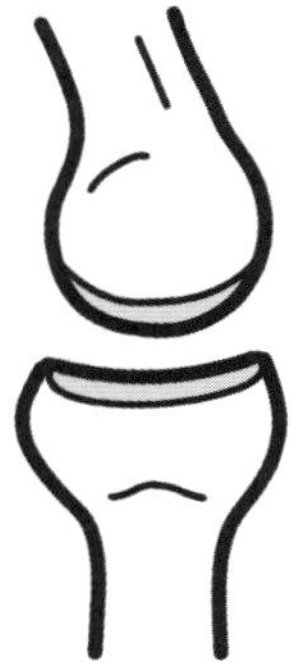

外顆を横から見ると

大腿骨外顆はすべり台
（ひざの安定化装置）
（自転車で言えば補助輪）

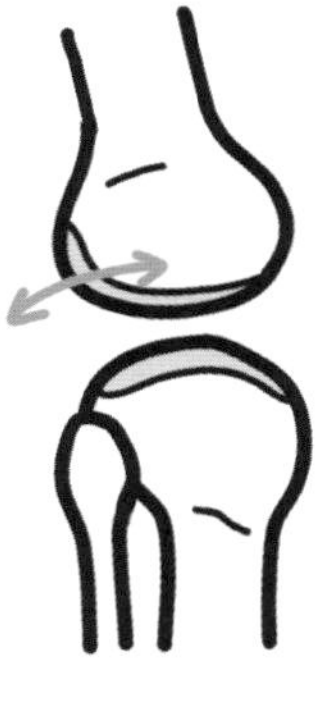

内顆・外顆の動きを上から見ると

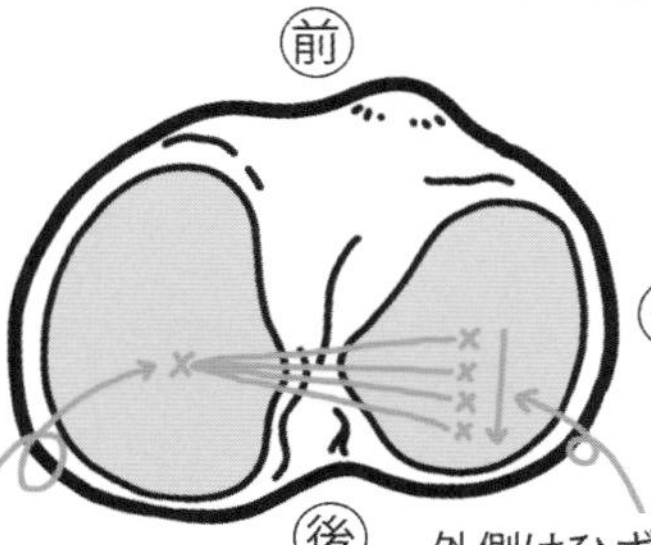

内側はひざが
0-120°の曲がりでは
あまり動かない
120°を超えて曲げると
5mm ほど後へ下がる

外側はひざが
曲がるにしたがって
外顆はうしろへ
大きく下がる
120°を超えて
正座をすると
後方に脱臼している

ただのちょうつがいではなくて、ただ曲げる、伸ばすだけでも、そこには微妙な回転が起こっていて、人間のしなやかな動きをつくっている――そんな新しい知見、ひざ関節の精巧なつくりと運動がここ30年間で、どんどん解明されています。僕は一層、ひざの不思議、ひざの神秘のとりこになっているというわけです。

僕らはひざでコミュニケーションをする

ひざの関節が、人が活動する上で要《かなめ》の関節だというのには、別の理由もあります。

みなさんもご存じでしょう。親しく人と語り合うことを「ひざを交える」といい、誰かの思いに共感したときは「ひざを打つ」といいます。**僕らは「ひざ」でコミュニケーションをするんですね。**こと日本の伝統的な生活シーンでは、ひざを折り、床に腰を下ろして控え、手をついて挨拶をして、人との交流が始まります。

現代では立ったまま挨拶をすることが多くなり、イスに座っている時間も増えましたが、それでも冠婚葬祭や日本の伝統芸能、武道・華道・茶道など「道」とつく物事の席では、私たちはひざをついたり、正座をしたりします。それが最低限の礼儀である場面も、減ったとはいえ、なくなりません。

実際、年配の人にとって「腰を下ろしたり、立ち上がったりがつらい」「正座ができなくなる」というのは大変ショックで、そう嘆く人は多いのです。そうしたことが人との交流を失うきっかけになることもあるからです。

そうそう、減ったとはいえ和式のトイレしかない施設というのも、まだ少なからずありますから、ひざの曲げ伸ばしや歩行のトラブルは「外出を控える」「社会活動から距離をおく」理由にもなってきます。

ですから僕は、元気なひざを大事にして、生涯、楽しい活動を制限することがないようにと願います。**人が人らしく、快活であるために、ひざの関節は本当に大切です。**

さまざまなスポーツにおいて「腰を入れる」ということがいわれますね。腰を入れるという動作には、じつはひざが深くかかわっています。

腰を入れるというのは、ひざを少し曲げて体重の中心を腰に集めるという動作なのです。これには、柔らかいひざの動きがとても大切になります。

卓球やテニスで球を打つとき、サーフィンでターンをするとき、バスケットボールでのフェイントなど、ひざはとても重要な仕事をしています。僕は硬式テニスをしますが、球に勢いを与えるにも、ボールを打つときのひざの動きがとても大切だと感じます。

人生100年時代といわれます。有意義な毎日を送るためには、まずは元気に動ける「ひざづくり」から。今は元気で、何も問題を感じていない場合も、生活習慣や加齢によるダメージを予防する「100年ひざ」づくりを始めるのに、早すぎることはありません。この本でひざのメンテナンスを学んでくださいね。

術後の患者さんが「若返った！」と言われるワケ

ご自分のひざを、まじまじと見たことがありますか？

「ひざこぞう」などとかわいらしく呼ばれることもありますが、見た目にはそれほど愛嬌がある風貌ではありませんね。

ひざの関節の構造や各部の役割（機能）は複雑で、先にも書いたとおり精緻なつくりです。そのどこかにトラブルが起こると、人のシルエットはがらりと変わってしまいます。

ひざを傷めた場合のシルエットと、ひざを傷める前の、健やかなシルエットを見比べると、ひざを傷めたシルエットはぐっと老けて見えます。ひざとは〝元気はつらつ〟の象徴的なポイントといえるのです。

手術をされて一年後に病院に来られた患者さんたちは、口をそろえて「若くなったと言われた」とおっしゃいます。とてもうれしいことです。

実際には、それは見た目だけの問題ではないのです。ひざを傷めれば、痛みも出るので、軽やかに、はつらつと活動できなくなってしまいます。

ひざの症状が悪化していくと、歩けたとしても歩幅が非常に狭くなり、歩くスピードも極端に遅くなります。杖を利用しても、青信号のうちに横断歩道を渡りきることができなくなっていきます。

誰でも、そんな自分自身の変わりようはわかりますから、意気消沈して、外に出なくなってしまうこともあります。見た目はともかく、ひざの問題によって快活さが失われるきっかけになってしまうのは大問題です。

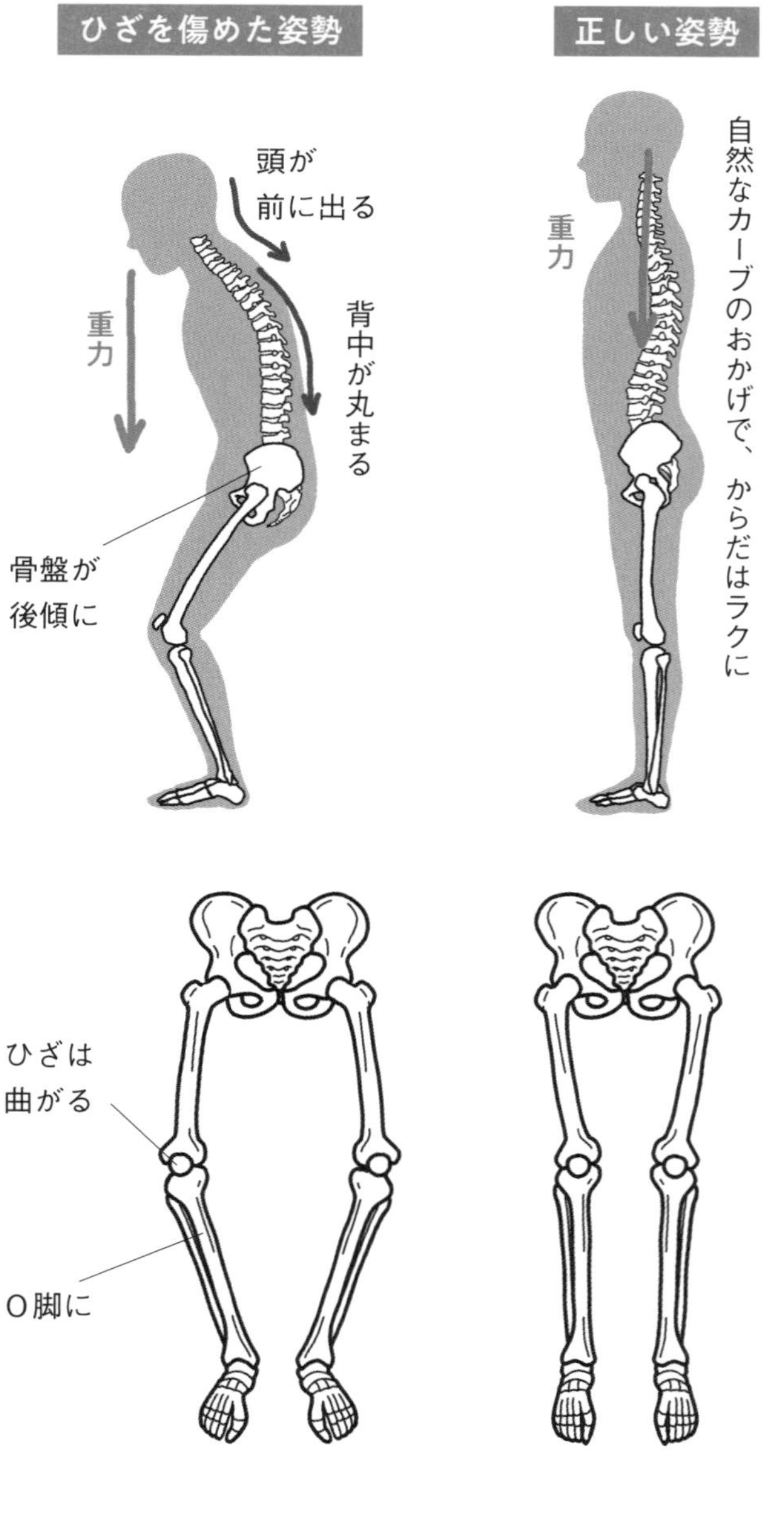
ひざを傷めた姿勢
頭が
前に出る
重力
背中が丸まる
骨盤が
後傾に
正しい姿勢
重力
自然なカーブのおかげで、からだはラクに
ひざは
曲がる
O脚に

とくに日本人に多い「姿勢由来」のひざ痛

また、ほかにも「ひざを傷めた場合のシルエット」からはとても大事なことが読み取れます。右の図を見てください。

ひざ以外にも、姿勢の崩れといえる問題箇所がいくつかあります。**「頭が前に出て」「背中が丸まり」「骨盤が後傾に」「両脚がO脚に」**なっていますね。そもそも、このような姿勢の崩れが原因で、結果としてひざのトラブルを招くことが多いのです。

西洋人は体重が重すぎることが原因でひざのトラブルが起き、姿勢の崩れにつながることがよくありますが、**日本人の場合は、太っていない人にもひざのトラブルは少なくありません。それは「姿勢の崩れ→ひざのトラブル」が圧倒的に多いからだと思います。**

姿勢が崩れると、歩き方が変わってしまうなど、「からだを正しく使う」ことができなくなります。呼吸は浅くなり、肩や背中がこって、生活するだけでも疲労が大きい。ひざの痛みが強くなって、歩けなくなり、筋肉の質量が低下してしまうので、これはもはや全身の問題となっていきます。

されど「ひざバカ」になってはいけない

病院で日々、たくさんの患者さんにお会いします。最初の診断で、ひざ「だけ」に焦点を当て診察をしていても、原因にたどり着けないことがあります。そんな、ひざだけを診ることを「ひざバカ」といって、自分を戒めてきました。

もちろん、ひざが痛いのだから、ひざの痛みをとりたい、と思うのは当然のことですが、そんなときこそ、ひざ「だけ」を見ていてはいけないということです。

まず、ひざから離れて、全身のバランスを見ること。

ときには、歯の噛《か》み合わせが悪くて、からだのバランスが崩れ、それがひざ痛に出ているということもありました。噛み合わせの悪さにより姿勢が崩れ、全身に問題が波及して、ひざに症状が現れていたのです。

患者さんにしてみれば、「そんなことより早く痛みをとってほしい」「全身バランスなんて、そんな耳の痛い話は聞きたくない」「トシのせいだからしかたない」と、片付けたくなるのかもしれません。誰でも年齢を重ねれば筋力が落ちて、いずれ歩けなくなるのはしかたがないとか……。いえいえ、それは大いなる誤解です！

たしかに、加齢によって筋力は低下しますが、からだを正しく使えていれば、年齢に応じて必要な筋肉の質量は保たれます。

姿勢の崩れにより、からだを正しく使えなくなって、活動できなくなるから、必要な筋肉が保てなくなる――が正解。すべて「トシのせい」ではないのです。

「姿勢の崩れ」が最初の大きな原因。その結果として、ひざの痛みがあり、骨や筋肉、関節、神経といったからだを動かす器官の障害（通称・ロコモ）に波及してゆきます。こういった姿勢の崩れはパソコンやスマホの操作など前かがみの姿勢でも起きるので、昨今、リスクは年齢に関係なく誰にもあるといえるでしょう。

つまり、ひざの痛みを自覚したとき、ひざのことだけ考え、その痛みがとれたらOKと思ってはいけないわけです。原因を置き去りにしている限り、全身状態は改善せず、ひざも根本的には治らず、すぐに再発します。

ひざ痛は、からだからのアラート（警告）であり、気づいて！　というサインです。「からだのゆがみ」「間違った使い方」という原因に気づき、そこに向き合うことです。

ひざの痛みの「本当の原因」に向き合おう

ひざの関節は人の活動において中心的な役割を担うほど大事なものだからこそ、僕らはひざ痛をきっかけに、全身の健康や、その源となる生活習慣に目を向ける。本書『100年ひざ』では、ぜひそんな意識転換をしていただけたらと思っています。

じつのところ、僕が「ひざバカ」になってはダメと気づけたのは、患者さんたちのおかげです。**いつのころからか、さまざまな病気を治し、治療を完全に卒業していく患者さんには共通点があることに気がつきました。それはご自分の病気の原因に目を向け、それと向き合い、改める努力をされた人。**つまり、病気の原因と真剣に向き合った人が、治療を卒業されていく。

戦後からの現代医療の進歩には驚きを隠せませんが、そのほとんどが対症療法です。痛いと言えば痛み止め。熱が出たら、熱を下げる薬。血圧が上がれば血圧降下の薬。すぐに症状が消えるので患者さんは喜びます。

しかし痛みには痛くなった原因がある。熱が出たことにも、血圧が上がったことにも、すべて原因があるのです。その症状だけを止めて原因を残したままにすれば、その症状はまたすぐに再発します。そんな対症療法を続けていてはダメです。

新潟大学名誉教授を務められた、免疫学の権威である故・安保《あぼ》徹《とおる》先生がよく言われていました。**「人のからだは間違わない」**と。熱が出るときは、からだが間違えて熱を出したのではないのです。熱が出た原因があります。それに向き合わないで、石油からつくったお薬で簡単に熱を下げてしまう対症療法には問題があります。

医療は、患者さんが病気と向き合うのをサポートすることはできますが、治療の主体者は患者さん自身です。

最近の患者さんの中には、「何でもいいから早く症状だけをとって」と考える人が多くなっている気がします。対症療法はそれに対して、すぐに答えをくれますが、再発します。そろそろ、「原因」に目を向け、改善することを始めませんか？

僕は、ひざ痛が起きた原因を見つけるサポートと、それを乗り越える方法を提案します。これまで患者さんたちから教わった「１００年ひざ」のつくり方、守り方をお伝えしますが、それを実践するのは、みなさん自身です。

どうやって「100年ひざ」をつくるのか。その保存療法のやり方はむずかしくはありません。わずか4つの保存療法です。

みなさんの伴走者の気持ちで基本的なことをすべてお伝えします。安心してチャレンジしてみてください。そして4つの保存療法を生活に定着させましょう！

たつみ式保存療法

①朝起きてトイレに行く前に足放り体操／暇があれば足放り体操
②体重を標準へ／戻し方は週一回絶食を提案
③歩き方／O脚の人は内もも歩き／X脚の人は一直線歩き／治るまでは杖をつく
④筋トレ／大腿四頭筋を鍛える／腹筋と骨盤底筋群も

ひざの痛みの原因を知ろう

70代女性の7割が変形性膝関節症

人生100年時代を迎え、多くの人がひざの痛みや歩行のトラブルを抱えています。60代から急に増える「変形性膝関節症」という病気が、長くなった「老後」という〝ご褒美時間〟の生活の質を低下させてしまう大きな原因の一つとなっています。

とても身近な病気で、病院にかかるなどはしていない人も含め、**「70代女性の約7割が変形性膝関節症である」**という調査結果もあるほど。とくに女性が要介護状態になる原因は、この病気と腰痛、それから認知症がとても多いです。

患者さんにとっては、つらい痛みや、生活のしづらさを経験することになる病気です。しかし、**この病気をきっかけに、原因を考え、生活を改善し以前にも増して充実した人生を送る〝ターニングポイント〟にすることもできます。**僕はそのお手伝いをしたくて、まずは変形性膝関節症を正しく知っていただくところから、いつも説明を始めています。

変形性膝関節症は、その9割でひざ関節の内側の軟骨や骨に「変形」が生じるものです。多くの場合、足がO脚に変形し、はじめは立ち上がるときにひざに痛みを感じます。徐々にひざの曲げ伸ばしに不自由さを感じるようになり、やがて歩き出しに限らず、動作中も痛みが出て、歩行が困難になっていきます。

「軟骨の量」が痛みを左右していた

初期のひざの「変形」は、「軟骨の損傷」、俗に「軟骨がすり減った」といわれている状態から始まります。まもなく滑膜《かつまく》の炎症で関節に腫れが生じます。軟

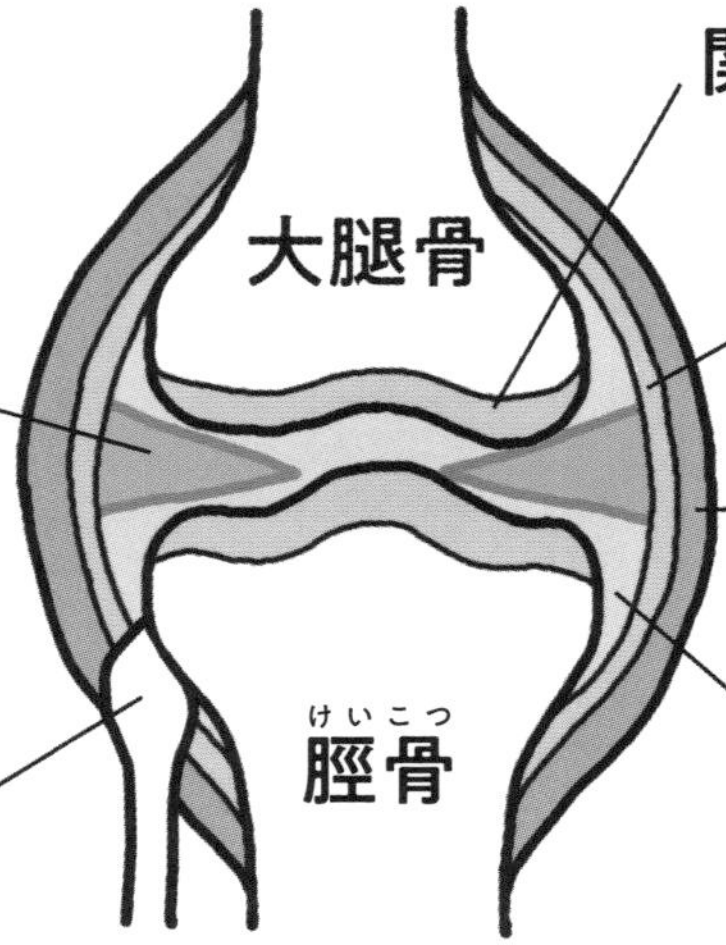

骨がすり減って、関節の隙間が狭くなってくると、間に入っていた半月板の損傷も生じてきます。

ひざの痛みや歩きづらさを感じて病院にかかると、多くの場合、レントゲンを撮った後、「歳だから軟骨が減ってきましたね」と言われます。薬物治療（痛み止め）やひざ装具、湿布などを使いながら「様子を見ましょう」「ひざの負担を軽くするため、体重を減らしましょう」「運動をして太ももの筋肉をつけましょう」といった指導を受けるでしょう。

「体重減」と「筋力アップ」は大事な視点です。でもこれだけでは、そもそもの原因である「軟骨が減ったこと」は補えません。また痛み止めを飲んでも軟骨が増えることはありません。逆に痛み止めを多用して動き回ると、さらに軟骨がすり減ることになります。

やがて症状が悪化し、大腿骨と脛骨《けいこつ》が直接当たるようになると、人工関節に入れ換える「手術」などが提案されます。僕たちの人工関節センターを受診に来られる患者さんたちの、９割がこの状況の人たちです。「前の先生からは手術と言われたのですが、本当に手術しなくても治るのでしょうか？」と半信半疑の顔です。

けれど本来、ひざは正しく使っていれば１０８年はもつ構造体です。

「老化」とは別に、軟骨が減る原因があるはず。それを突き止めなくてはなりません。

１０８歳まで元気に歩ける人もいれば70歳で車イスが必要な人もいる。僕は患者さんと一緒に「老化以外の原因」を考え続けてきました。

そして見つけた答えはシンプルなものでした。

簡単にいえば、**ひざの負担を大きくしている生活習慣があり、軟骨のメンテナンスも不十分。そこに老化が加わることで、軟骨が加速度をつけてなくなってしまうケースがほとんど**――ということです。

軟骨が減ると痛いのは「微小骨折」が繰り返されるから！

ひざの痛みは、軟骨の有無が大きく関係していると説明しました。

みなさんが1歩踏み出すそのとき、ひざにどれくらいの負担がかかると思いますか？

その負担は「平地を歩くときは体重の５倍」「階段を降りるときには体重の８倍」の力にもなると報告されています。自分の体重を思い浮かべて、ちょっと計算してみましょう。

体重50kgの人が平地に踏み出したら、２５０kg！

体重60kgの人が階段を降りるときには、480kg！

軟骨というクッションのおかげで、この力が直接大腿骨と脛骨にかかることはありません。このクッション構造こそが、ひざの関節が体重の数倍もの衝撃をもろともせず、歩行や活動を可能にしているものです。

僕はよく患者さんにこんなたとえ話で説明しています。硬い組織である骨を「陶器でできたお茶碗」にたとえます。もし、2つのお茶碗を直接ガチャンと重ねたら？　ひび割れてしまいますね。しかし、お茶碗とお茶碗の間に濡れた布巾をはさんでおいたらどうでしょうか？　きっと割れにくい。この布巾と同じはたらきをしてくれるのが軟骨なのです。

そんな軟骨がなくなって骨どうしが当たると〝小さな骨折〟が起こります。それは骨がボキッと折れたのではなく、骨の表面に髪の毛くらいのひびが入った状態です。そんな小さなひびでも、骨の表面には知覚神経がたくさん分布しているので痛いのです。「微小骨折」と呼ぶ症状です。

この微小骨折は安静にして寝ていると1日でカルシウムが沈着して治ることがあります。翌朝起きたら、「あれ？　昨日ほど痛くないわ」と思ってまた畑へ行けます。それは髪の毛くらいのひびにカルシウムが運ばれて修繕が行われたから。ひざの痛みに波があるのはこのためなのです。

変形性膝関節症は、男性８６０万人、女性１６７０万人と推定され、女性は男性の2倍近くいることがわかっています。その原因は、「女性ホルモンの減少」。**エストロゲンの分泌量が急激に減る閉経後は、微小骨折や骨欠損が起こりやすくなるといえます。**

ひざの負担を大きくしている生活習慣

西洋では、変形性膝関節症の一番の原因は、急な体重増加ですが、日本でも最近は食事の欧米化により、急に標準体重を超える人が増えてきています。

それでも日本でもっとも多い原因は、前著でもお話しした「姿勢」によるもの。頭が前に先に出て歩く〝ニワトリ歩き〟が元凶といっていいでしょう。この「ニワトリ歩き」と「太りすぎ」という二つの原因に、およそ8割の人が該当します。

はじめは、歩くときにただ頭が前に出ているだけですが、それが次第に、「頭が前に出ないと歩けなくなる」という、タチの悪い生活習慣です。この姿勢のせいで軟骨にかかる

「ニワトリ歩き」になってない？

頭を前に振ると…

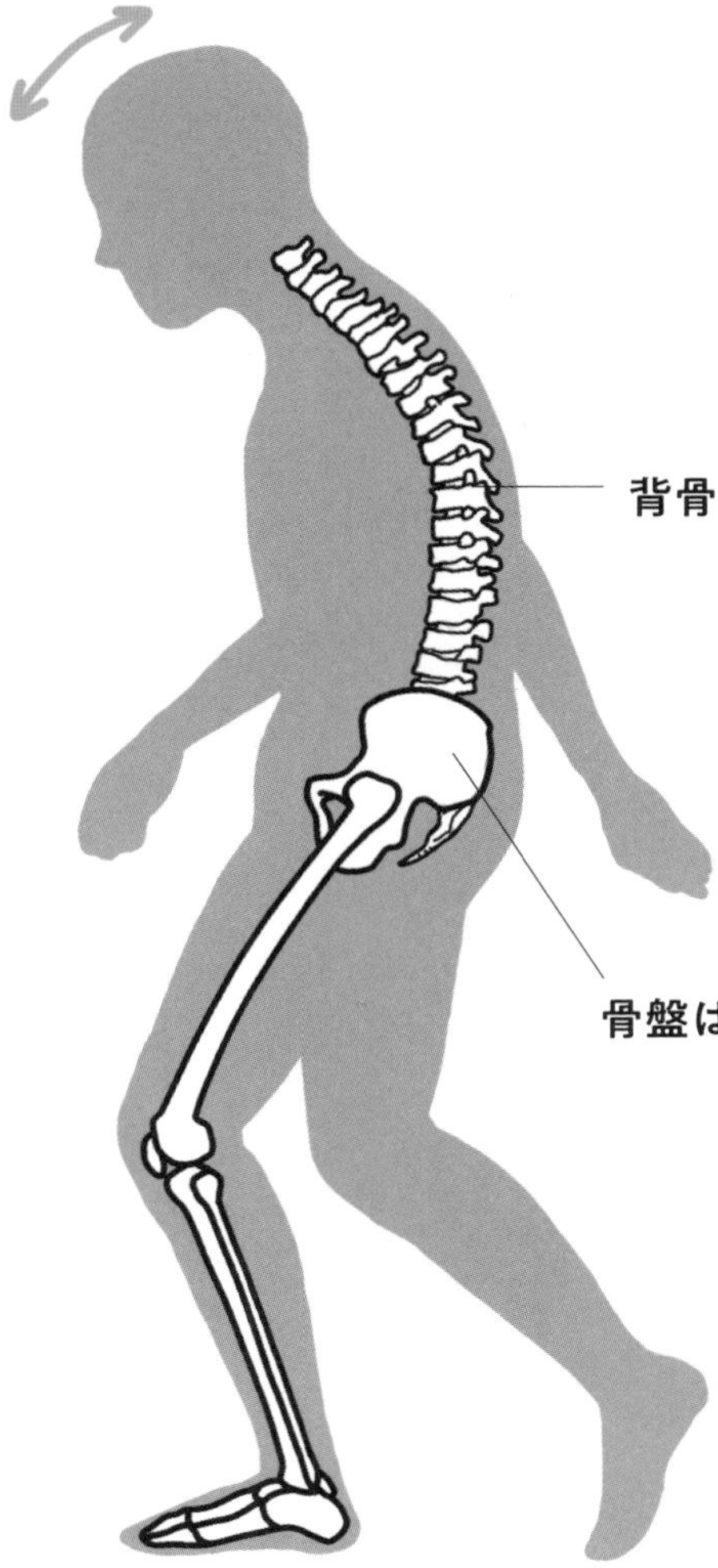

負担が偏っていきます。

生活習慣以外でひざの負担が大きくなる関節症

歩き方と、過体重という2つの理由の次に、変形性膝関節症の原因の3つめに多いのは、自己免疫障害から生じる**関節リウマチ**があります。

これは自分を守るべき抗体が、何を間違えたか自分の軟骨を食べるために生じます。

また、**炎症性疾患**という、バイ菌や結晶がひざ関節内に入ることで生じる2次性の関節症もあります。これは原因を取り除けば早々に治ります。

ひざ近くの骨を骨折し、それが治った後に、ひざにかかる力が変わって生じる骨折後2次性関節症というものもあります。股関節が悪くなり、左右の足の長さが変わったために生じる症状もこの2次性の関節症のひとつですが、これらは全体の1割程度であり、変形性膝関節症の原因の8～9割はニワトリ歩きと標準体重オーバーです。

僕らのからだは本当によくできていて、たいていのトラブルを自然に修復する機能を備えています。これらいずれの関節症も、自分で治す自己修復機能がはたらきます。**ただし、「歩き方」は別です。**誰かから指摘され、自分で気がついて戻さないと、手遅れになることがあります。

「痛み止めを飲んだら歩ける」は一番ダメ！

からだが傷んだときに、自分で治す能力が自然治癒力です。自然治癒力、という言葉はなじみの多い人も多いことでしょう。このしくみを正しく知っておくと、その恩恵をきちんと受け取ることができます。からだが自然に治るシステムは、どんなときも同じなので、簡単な例から説明していきましょう。

キャベツの千切りをしていて指を切ってしまったことはありますか？

指から血が出た。さぁ、どうしましょう。まずは、バイ菌が入らないように、よく水で洗ってから反対の手で押さえて止血します。数分で止まればOKですね。

でもすぐにまた血が出てきたらどうしますか？　もう一度洗って、よく拭いてから絆創《ばんそう》膏《こう》で止めますね。数時間で止まればＯＫ（もしも、押さえていても血が止まらないくらいに傷が深い場合は、動脈が切れているので、病院へ行ってくださいね）。

このとき何が起こっているのか。それが自然治癒のシステムすべてをものがたります。

①まず指を切ったら「痛い！」と、知覚神経が脳に、指が切れたことを知らせます。

②脳は、知らせを受け取ると、切れた場所へ血液を送ります。これが炎症の始まりです。

炎症にはケルテスの４徴候といって発赤・疼痛《とうつう》・発熱・腫脹《しゅちょう》があります。またガレノスの５兆候というのは発赤・疼痛・発熱・腫脹と機能障害です。それぞれに意味があって、疼痛は痛いと感じること。指が切れたことと、その場所を脳に知らせる伝達です。発赤と腫脹・発熱は、切れた場所に血液が集まることで起こります。機能障害は治癒が完成するまで動きにくくして、患部の安静を保つために起こります。

③切れた場所（患部）に血が集まると、まず血液の中の血小板が切れた部分に接着因子として張り付いて塞ぎます。

血小板は線維質のように切れた部分を覆って、血液を漏らさないようにします。同時に切れた皮膚も線維でふさいでくれます。切ったあとの指は盛り上がって治りますが、それが線維（ファイバー）です。

④その次に血液の中の白血球が盛り上がった線維（ファイバー・肉芽組織・フィブリン凝固物）を食べると、その近くの組織が再生されます。皮膚ならば皮膚組織が再生、血管内皮細胞なら血管内皮が再生されるのです。

⑤指が切れてから1～2日間は、患部は盛り上がって、肉芽組織で血が止まっています。7日たてば盛り上がった肉芽組織もなくなり、何もなかったかのように指が元に戻ります。

「痛み」があるから、「治癒」が始まる

修復が終了するまでは痛みが継続します。それはまだ血液を患部へ送ってほしいからです。でも7日ほどで修復が完了すると、痛みもなくなります。

じつは、からだの修復メカニズムは、骨でも臓器の細胞でもこの経過で治ります。からだじゅうの自然治癒の手順は、みな同じ。骨が折れた場合も、これとまったく同じシステムです。

①骨が折れたら、骨膜にある知覚神経が、「痛い！」と脳に報告する。

②脳は、「了解！」と血液を患部へ送る。炎症が始まる。

③骨の場合は絆創膏ではなく、まず患部を引っ張り、折れた場所がまっすぐ（整復）になるようにして、副木《そえぎ》で固定。副木でグラつく場合はギプスで固定。ギプスでも固定が不十分なら、メスで開きプレートとネジで固定（手術）。

④痛みが継続（折れてるよのサインが脳へ）している間、骨折部に血液が送られる（炎症）。血液中の血小板が患部に接着因子として張り付いて固定。

⑤骨が折れてから2～3週で肉芽組織による固定は完成。集まった白血球（マクロファージ）が、盛り上がった肉芽組織を食べると、隣と同じ骨組織が再生される。骨折から4～6週すると、硬い骨でつながる。

いかがでしょう。私たちのからだの修復機能、なんて素晴らしいのでしょうね。

お酒を飲みすぎて肝臓が疲れた場合も、まったく同じシステムで再生されます。だからといって安心して飲みすぎを繰り返していると、再生するほうが追いつかなくなり、線維（ファイバー）ばかりの肝臓――それが肝硬変です――になってしまいます。線維はあくまで再生までの接着剤で、肝臓の機能は持ち合わせていません。


さて、話をひざ痛に戻しましょう。

ひざが痛くて歩けないとき、痛み止めを飲んでひざの痛みを止めたらどうなりますか？

いくつかの例で説明したので、もうおわかりですね。

痛み止めで痛みを止めるということは、あくまでも対症療法にすぎません。安静にせず歩いたり階段を降りたりすると、軟骨が減り続けるだけ。

痛み止めでは軟骨が増えず、痛み止めの消炎効果によって、脳にお知らせすることで始まるからだの自然治癒システムの最初のスイッチが、押されないことになってしまいます。

本当は「怖い」痛み止め

「痛み止めを常用したらあかん！」これは常々僕がお伝えしていることで、もう少しだけ、痛み止めの話を続けますね。

痛み止めについて、ここでぜひ覚えておいてほしいことがあります。

痛み止めの薬には3つのタイプがあります。これらはどれも痛みを止める薬であり、もちろん軟骨を増やす作用はまったくありません。

3種類の痛み止めは、それぞれ「どこで痛みを止めるか」によって違いがあります。ご自身が飲んでいる痛み止めがどれか、すぐに答えられますか？

①消炎鎮痛剤（NSAID）（商品名：ロキソニン・セレコックス・ボルタレン）

物理的な障害が起こったとき、痛みで脳に知らせます。その後炎症が起こり、障害の修復システムが始まります。治るまでの間、痛みが持続しますが、その痛みを持続させるのが「痛み物質」です。「痛み物質」は打撲に限らず、頭痛や生理痛でも共通して出てきます。

痛みの伝達経路を止める痛み止め

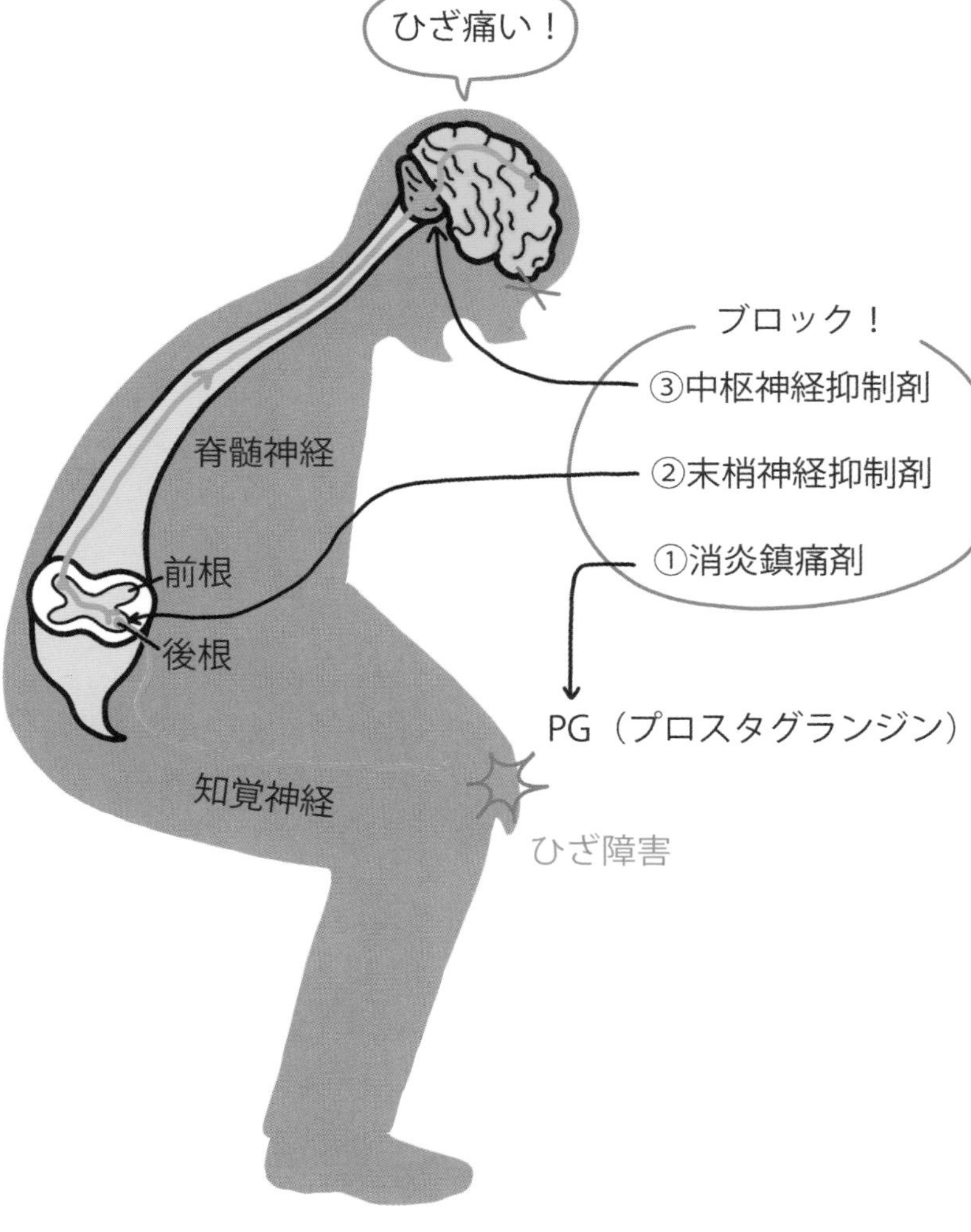

「痛み物質」にはプロスタグランジン（ＰＧ）があり、知覚神経に痛みを伝えます。脳内でプロスタグランジン（ＰＧ）が放出されると発熱を起こします。炎症や痛み、発熱はこのプロスタグランジンと呼ばれる物質によって、知覚神経に伝えられることで始まります。

このプロスタグランジン（ＰＧ）の作用を抑える薬が消炎鎮痛剤です。

この薬を飲むと炎症が抑えられ、痛みがなくなります。しかし血液を呼ぶ作用も落ちるため、腎臓や粘膜組織が障害されます。消炎鎮痛剤を毎日朝夕２～３年も飲み続ける人は、腎臓が働かなくなって透析が必要になることがあります。

胃や腸の粘膜組織も血液が減ると死んでしまい痛みが生じます。そのためこの消炎鎮痛剤は胃薬と一緒に処方されることが多いです。

②末梢神経抑制剤（商品名：リリカ・プレガバリン）

ずっと①の消炎鎮痛剤を飲み続けていると、からだはそれを分解する回路が速くなり、薬が効かなくなります。そうすると別の経路で痛みを止める必要が出てきます。とくに腰痛などの慢性痛をブロックするために使われる薬がこれです。**痛み刺激を知覚神経が脊髄**

の後根から伝達し、脳へと向かいますが、この後根の入り口で痛みを止めるのがこの末梢神経抑制剤です。

脊髄後根には痛みだけではなく、足の裏の位置感覚などの情報も入ってきますが、この薬により、それも止められてしまいます。ずっと飲み続けると、副作用として平衡感覚が失われてふらつくことがあります。

③中枢神経抑制剤（商品名：モルヒネ、脳に作用する麻薬）

痛み刺激が神経を通して脊髄を上がって脳に向かいますが、中枢神経抑制剤は、脳で痛みを止めるお薬です。副作用としては、便秘や依存症などがあります。

①から③まで、いずれの痛み止めも、それぞれからだで起こった事故を脳へ伝える経路のどこかで、その信号を止めているものです。

痛みはつらいので、飲んだらいけないとは言いません。頓服として飲むようにしましょう。

どの薬も軟骨は増やさないので、一番の原因は治りません。しかし痛みがスッキリ止まるために、治ったと感じる人が多いのです。これを治療というのは、おかしいと思いませんか？　痛み止めは必要なものですが、対症療法であることを理解して使いましょう。

痛みはつらいけれど、からだにとって必要があるから出ているもの。痛みはむしろ自分のからだを守ってくれている警察官だと思ってください。むやみに止めると大事なことを見失います。からだは間違ったことをしないのです。

なぜ痛みが出ているのか、原因を改善して痛みが出ないようにするのが「根本治療」。痛み（症状）だけをなくすのが「対症療法」で、それは症状を悪化させる原因になることもあると覚えておきましょう。

対症療法を続けるとどうなる？

ひざ痛の原因を突き止めることなく、痛み止めという対症療法を続けるとどうなるか、変形性膝関節症の約９割を占める「内側の軟骨」がなくなる例で見ていきましょう。

大腿骨と脛骨の間の隙間がひざ関節です。ここに関節軟骨と半月板があります。

レントゲン写真では、腓骨に近いほうの隙間が「外側ひざ関節」、腓骨から遠いほうが

「内側ひざ関節」です（下図）。健康な人のひざをレントゲン写真で見ると、外側ひざ関節と内側ひざ関節の隙間は均等で、約10㎜くらいです。

軟骨の成分は7〜8割が水分なので、レントゲン写真には映りません。僕たち医師も、初診ではひざに体重がかかった状態（立位）でレントゲン写真を撮り、大腿骨と脛骨の間の隙間の量を軟骨の量と考え、診察の参考にします。

内側変形性膝関節症の初期の人の場合、ひざのレントゲン写真では内側ひざ関節の隙間がやや狭くなり、内側の軟骨が減ってきているとわかります（52ページ図）。これがO脚変形の始まりです。

歩行時に、体重は軟骨が減ってきている内側ひざ関節にかかってきます。しかしまだ軟骨は残っていますから、歩いてもあまり痛みはありません。ただし、軟骨に挟まれた半月板は、居場所が狭くなっているので傷つきやすくなっています。このため、初期のひざ痛は内側ひざ関節の「半月板損傷」によることが多いです。

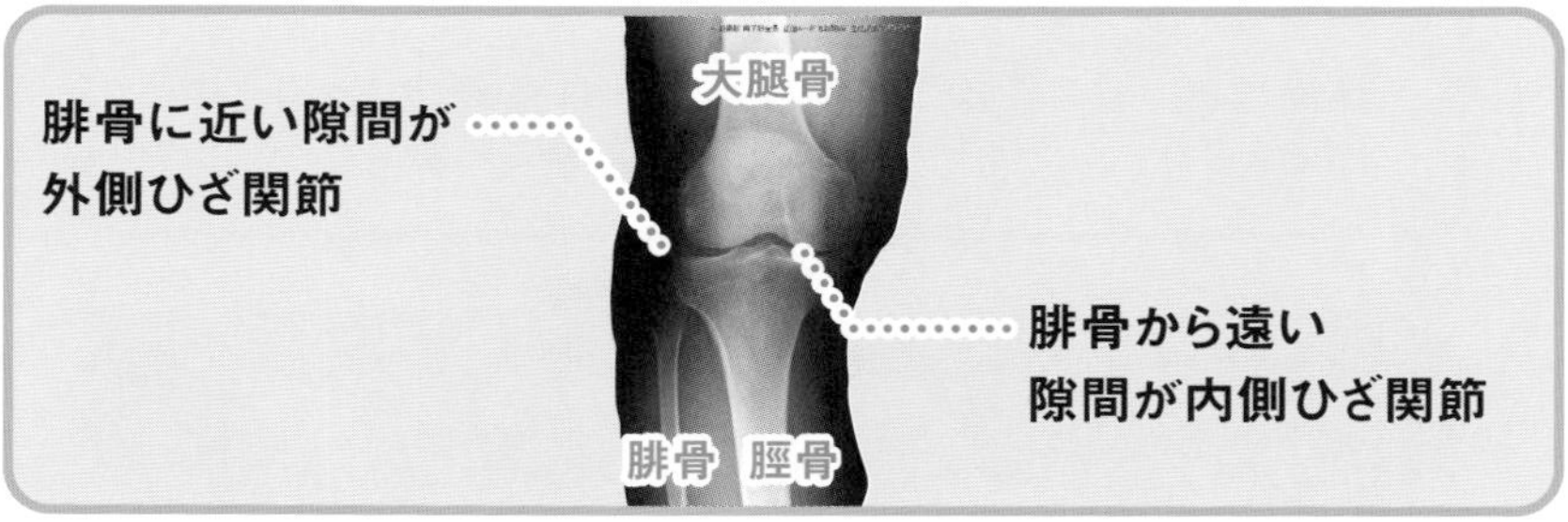

変形性膝関節症の初期

変形性膝関節症の人のレントゲン

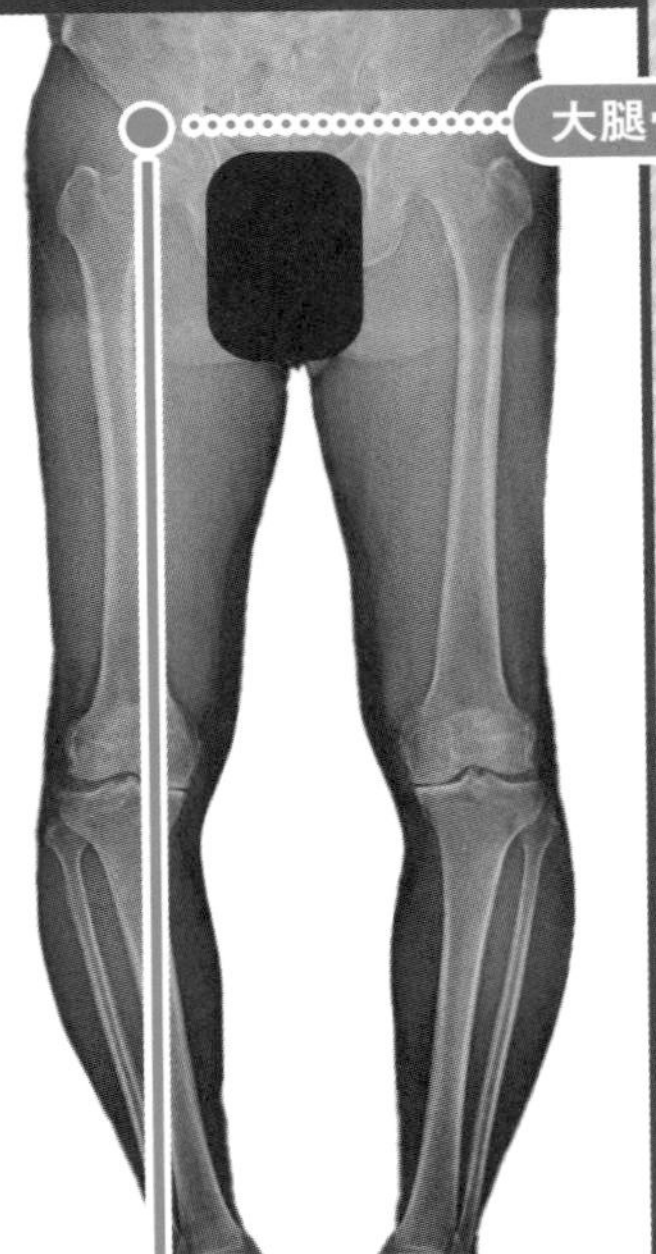

荷重線（赤）がひざの内側を通る

ほぼ正常な人のレントゲン

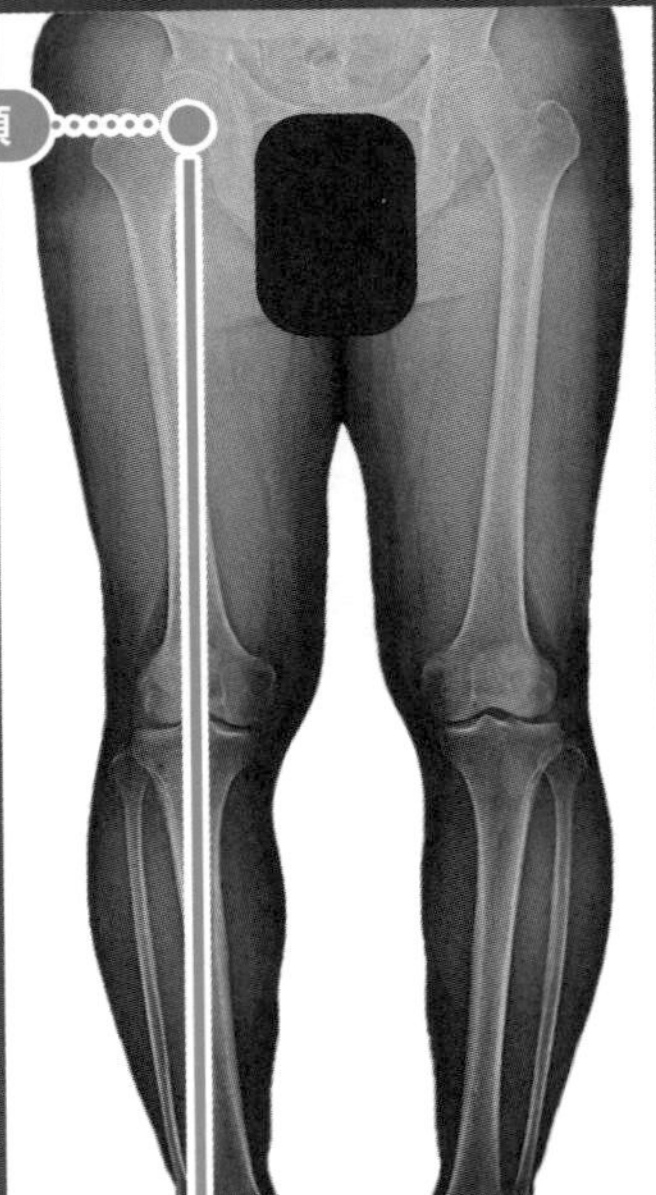

荷重線（赤）がひざの中央を通る

初期：少しでも隙間（軟骨）が残っている

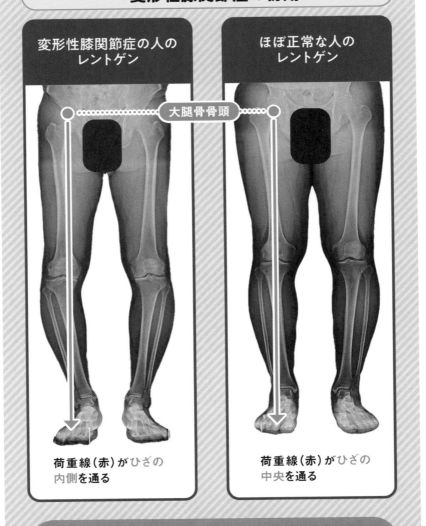

ひざの痛みに「波」があるのはなぜ？

変形性膝関節症の初期から、歩き方を変えることなく、そのままの日常を送ると、軟骨はどんどん削られ、変形性膝関節症は進行してしまいます。

変形性膝関節症の中期の人のレントゲンでは、関節の隙間がなくなっていて、荷重がかかると、大腿骨と脛骨がぶつかってしまうことがわかります。ひざ関節は外側に飛び出て、足はO脚変形となります（55ページ図）。

ひざの内側軟骨がなくなるO脚変形は、両ひざがどんどん離れていくので、安定感があります。ひどくO脚の状態になられた奥様をお連れになった男性が「妻はひざが離れているので、お股の間から向こうの景色がよく見えます」と冗談を言われます。

約9割がひざの内側の軟骨がなくなると書きましたが、ひざの外側の軟骨がなくなるのが全体の約1割。ひざの外側の軟骨がなくなると、ひざ関節は内側に入ってきて、足はX脚変形となります。両ひざがX脚変形になると歩きにくく、はたから見るとハサミ歩きと言われます。

O脚もX脚も、どちらの変形も中期になって、内側もしくは外側の軟骨がすべてなくなると、骨どうしがくっつきます。ちょうどぶつかる部分の骨はひときわ白く「石灰化」しているのがわかりますが、それは微小骨折が起こったり、治ったりを繰り返してきた歴史です。折れたところが治るとき、他の部分より多くカルシウムがつくので、石灰が沈着して強度を増すのです。手術でそこを開いたら、大理石のように硬い骨になっています。**微小骨折はカルシウムが沈着することで補修されると、痛みが取れます。しかし、痛みが軽くなったと思って活動すれば、軟骨はないために、治ったすぐ近くに再び微小骨折が起き、痛みが出る。**そんな繰り返しなので、変形性膝関節症の痛みには波があるように感じる人もいます。

痛みの波は一日の間でもありますし、一年の間にもあります。朝はとっても痛かったけれど、昼前には楽になったわ、とか、2月から4月までは痛くて外出できなかったけれど5月からラクです――など、さまざまですが、それは微小骨折の起きる量と場所、修復がすんだ量と場所とで変わってくるからです。

中期になると、低いイスから立ち上がるときなどに〝ゴリゴリ〟と骨どうしが当たる音

変形性膝関節症の中期

X脚の人

荷重線（赤）がひざの外側を通る

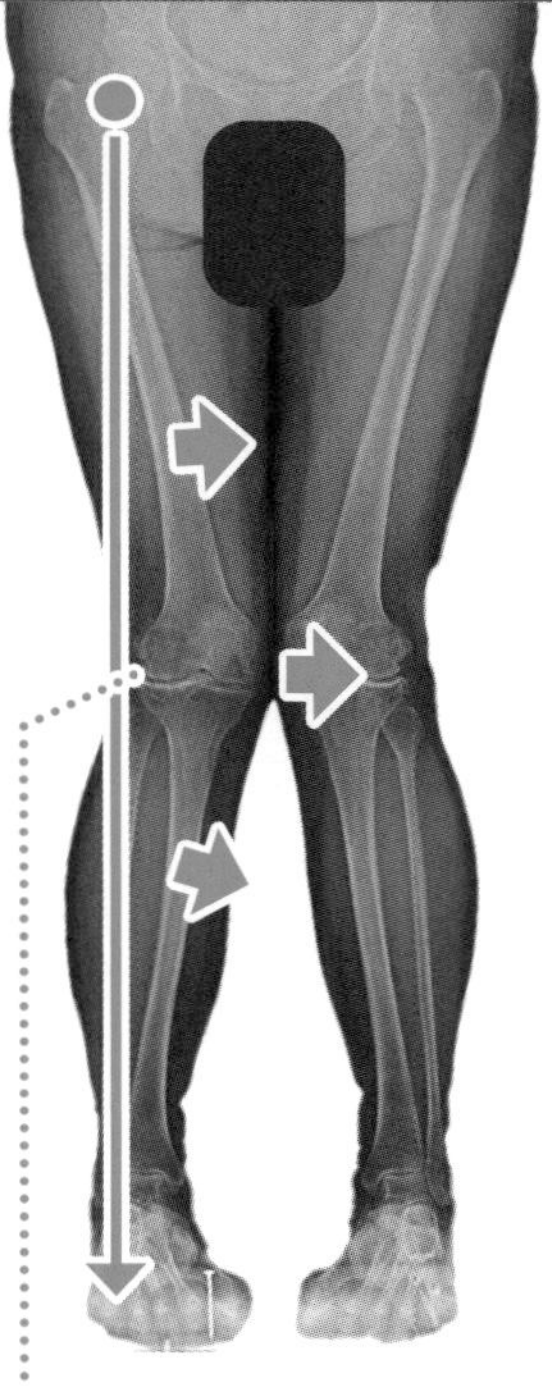

歩くたびにひざ関節は内側へ押し込まれ外側の軟骨は減り続ける

O脚の人

荷重線（赤）がひざの内側を通る

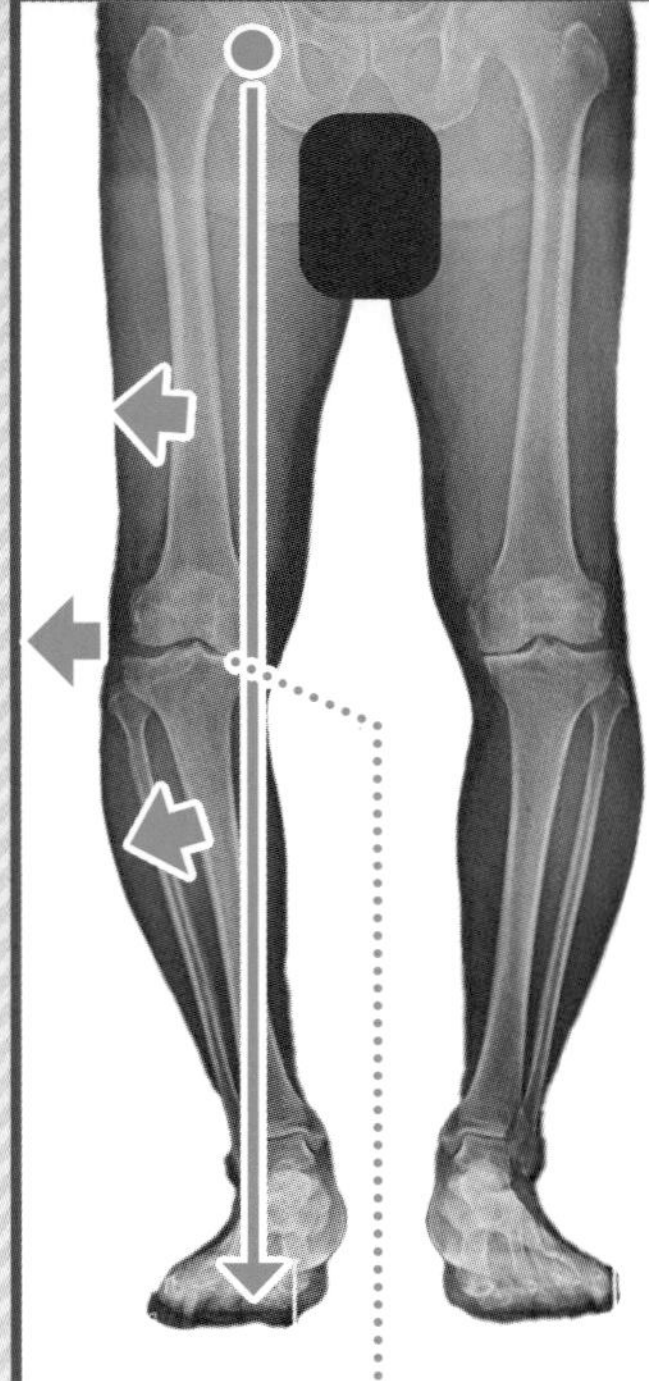

歩くたびにひざ関節は外側へ押し出され内側の軟骨は減り続ける

中期：軟骨がなくなり骨どうしが当たった状態

がするようになります。「微小骨折」が起き、激痛を伴うため、歩くのが嫌になる人が増えます。**また O 脚変形が進むので、一歩体重がかかるごとにひざ関節は外側に押され（55ページ）内側の軟骨が減る速度が加速されます。**半月板は居場所がまったくなくなってしまい、内側に脱臼しています。O脚変形が進んだら、そのまま歩いていてはダメなのです。

X脚変形の方も同様に、中期になると、骨どうしがゴリゴリと当たります。X脚の人の場合は、ひざ外側の軟骨が先になくなり、当たっているのは外側の骨どうしです。55ページの図のように、体重が乗ると、ひざは内側へ移動して、外側ひざ関節はどんどんすり減っていきます。

「たつみ式・保存療法」で軟骨を守ろう！

「微小骨折」は骨がガシャンと割れて離れたのではなく、髪の毛くらいのひびが入っただけ、ひざの表面を覆う骨皮質が傷ついただけです。骨皮質には骨膜という薄い組織があり、そこに痛みを感じる知覚神経があるのでたいへん痛いわけです。でも骨は離れていってないので、痛みさえ抑えることができれば歩けます。

この段階で、痛み止めを使って歩くか、骨皮質のひびを治してから歩くかで、その先の状況は大きく変わります。仕事に出ることや、畑のことも大切ですが、たつみ式・保存療法を取り入れてみてください。

変形性膝関節症の中期――ひざ関節の内側か外側の軟骨がすべてなくなり、骨どうしが当たった状態――になると、整形外科の教科書には手術しかないとあります。僕も20年ほど前には、中期の患者さんには痛み止めが効かなければ「もう手術しかありません」と答えていたのは冒頭でお話ししたとおりです。

しかし、中期以降の患者さんでも、痛みなく歩けるようになることを知った今では、この段階ではまだ手術の話はしません。本当のところは、中期以降に痛み止めを常用することで、ひざの状態を悪化させているのだとわかったからです。

痛みだけ止めて、これまでと同じ活動していると、軟骨の修復メカニズムは追いつかず、末期にまで進んでしまう。**ここでの痛み止めの使用はひどいときだけに留めて、軟骨再生の体操を行い、治癒していく間、軟骨を守ることができれば、手術を避けて痛みなく歩け**

るようになります。

この中期が、ひざの運命の分かれ道というわけですね。

変形性膝関節症の末期になると、レントゲン写真では、脛骨がすり減って大腿骨がめり込んでいるのがわかります。「骨欠損」と呼ばれる状態です（左ページ図）。

ここまで変形が進むと、ひざの中にある４つの靭帯《じんたい》のバランスも悪くなるため、歩行が不安定になります。

軟骨には知覚神経がないので、完全になくなるのは簡単なことですが、普通は骨が欠損する状況まではいたりません。それは骨の膜には知覚神経が分布し、守っているからです。

骨が欠損するくらいの衝撃は、本当は痛くて痛くて、一歩も歩けないほど。しかし、優秀な痛み止めを常用してしまっていると、痛みが発生しないために、こんな骨欠損の状態まで進行してしまうのです。

また中期以降は内側の軟骨がなくなり、ひざの位置はからだの外側へと移動してしまうため、体重はひざの関節からかなり離れた内側にかかることになります。それを支えよう

変形性膝関節症の末期

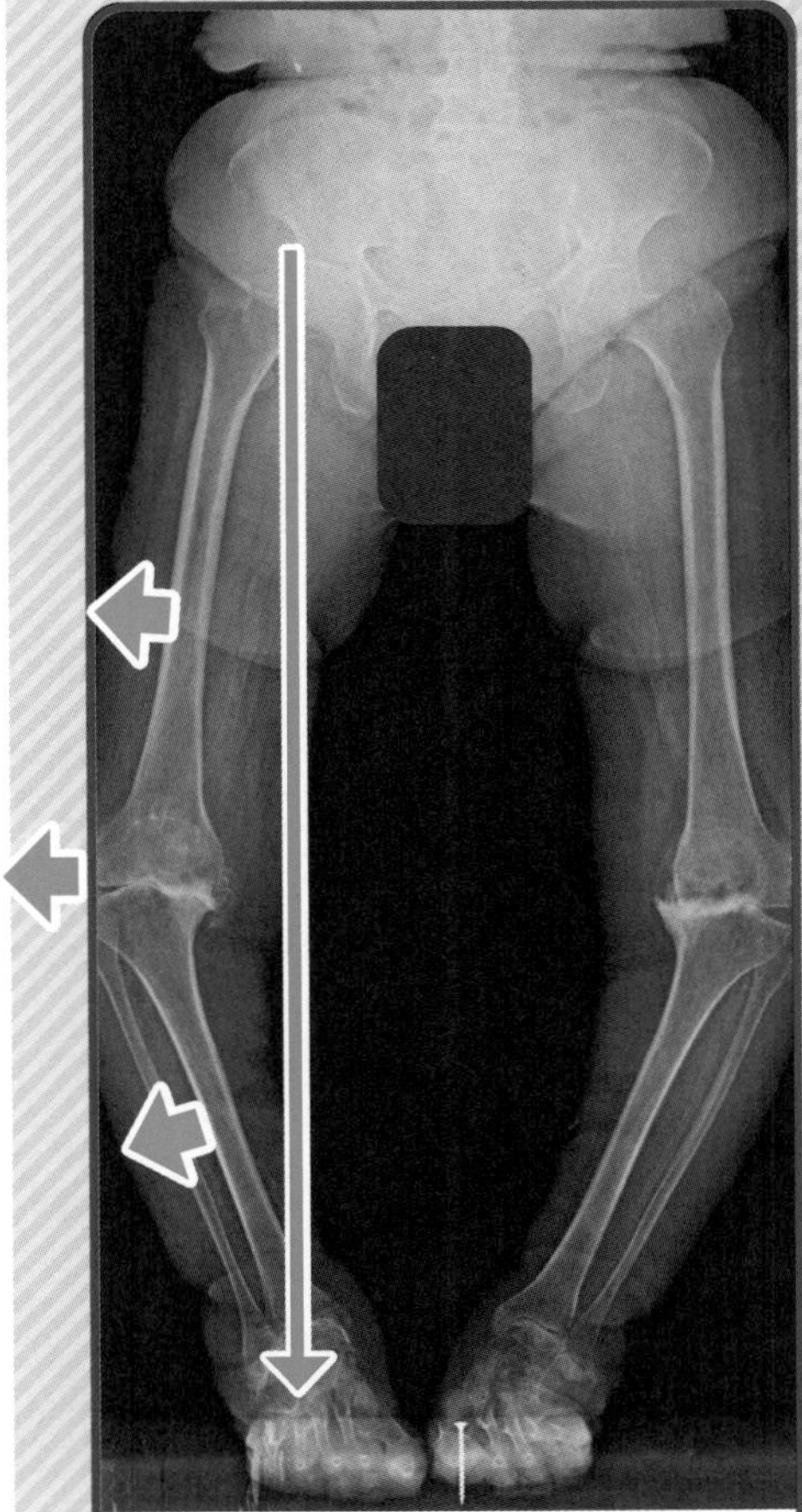

通常骨が削れると、相当な痛みをともなうので、ここまでは進まない。痛み止めの常用によって、末期まで進行してしまう。

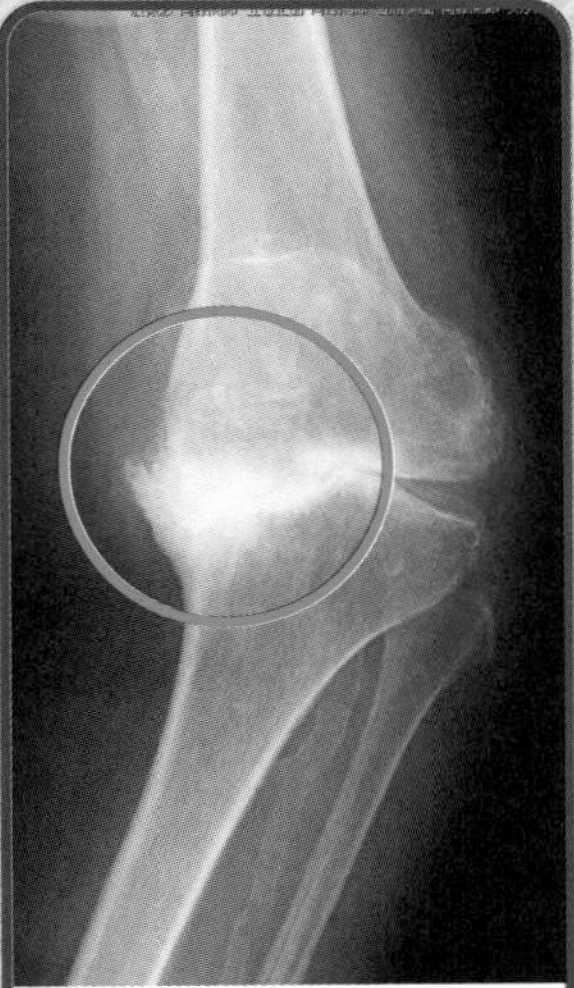

末期では、軟骨がなくなった（中期）だけではなく、脛骨後方の骨が欠損し、大腿骨がめり込んでいます。

として、大腿骨はねじれ、脛骨と腓骨は倒れてますますO脚に。前ページの図のように、歩くときに毎度体重の5倍の力が内側にかかることで、この病気の原因となった内側の大腿骨と脛骨は加速度を増して傷んでいきます。

末期になってしまうと、手術などで治せても、術後の経過がかんばしくないこともあります。それは相当に進んだ骨欠損のためです。ですから「決して悪化させない」決意で、保存療法に取り組んでいきましょう。

いつの段階でも取り組んでいただいて損はない。それがたつみ式保存療法です。

それではいよいよ保存療法のご紹介に進みましょう!

2章

軟骨復活劇場へようこそ

ひざの軟骨は「自力で」再生できる

「ひざの軟骨は再生しない」は誤解だった

加齢とともにひざの軟骨はすり減り、歩くときに痛みが出たり、歩けなくなったりする。一度すり減ったら、簡単には戻らない。自力では戻せない……。

ひざ軟骨は、どうやら報道やテレビコマーシャルなどの影響でいくらか誤解されています。**ひざの軟骨は、毎日すり減ったり、新しくつくられたり、いわゆる新陳代謝を繰り返しています。**

結論から先にいえば、ひざの硝子軟骨はすり減っても、少しでも残っていれば、セルフケアによって元通りまで再生します。

前著にも書きましたが、人のからだの細胞で、生まれてからずっと死ぬまで変わらず、生まれたときのままのものなど存在しません。同じ状態に日々再生しているから、変わっていないように見えるだけです（それが新陳代謝）。

「もう手術しかない」と思っているような段階の人でも適切なケアで再生します。ですから、この本を「予防のために読んでおこう」「ちょっと痛いけど、悪化させないために読んでみよう」という人なら、十分に再生する状態と考えていいでしょう。自分に備わっている治る力（自然治癒力）を信用して、ひざの軟骨を守っていきましょう。

- **ひざ関節軟骨がまだ残っている状態なら、セルフケアで元の状態に再生可能**
- **ひざ関節軟骨が完全になくなってしまったら「硝子軟骨」は生えてはこないが、セルフケアで「線維軟骨」の再生を促すことが可能。できた「線維軟骨」がクッションの役目を果たしてくれる。**

いきなり専門的な用語が出てきたと、戸惑うかもしれませんが、一つずつ解説していきますので、心配無用です。

この2つの真実を頭の隅に置き、希望をもって読み進んでください！

ひざ関節軟骨は「ヌルヌル関節液」がカギ

人のからだには約260もの関節があります。関節とは、骨と骨の継ぎ目であり、動くようにできていますが、その中でも、ひざは体重の5〜8倍の力がかかる、荷重関節と呼ばれるもっとも過酷な部分。大腿骨と脛骨をつないでいます。

ひざの関節軟骨は、大腿骨の脛骨側の表面と、脛骨の大腿骨側の表面にあります（68ページ図）。それは大腿骨と脛骨、2つの骨の端っこを、なめらかな層が覆って、骨どうしがガチャンとぶつかって割れるのを防いでいるクッションだとイメージしてください。

ひざ関節軟骨は全体の70〜80%が水を占める**硝子軟骨**という種類の軟骨で、摩擦係数（ツルツル度を表す指標）が0・005と超ツルツル。ひざに限らず、からだじゅうの関節にある軟骨（これを関節軟骨といっています）はこの硝子軟骨です。

表面が硝子のように見えることから硝子軟骨といわれますが、このおかげで僕らは飛んだり跳ねたり闊歩したりできます。体重の何倍もの荷重を軟骨クッションが逃がしてくれるから、スムースに立ち上がることができるのです。

神経や血管を持たない関節軟骨は関節液から栄養を受け取っていて、体重がかかることで関節軟骨が圧縮され、関節液が移動することにより関節軟骨細胞に栄養が行き渡ります。

関節液、という言葉が出てきましたが、からだじゅうの関節は、すべて関節包《かんせつほう》という袋で覆われています。関節包の裏側には滑膜細胞があって、その細胞から関節液というヌルヌル液が分泌されます。このヌルヌル液には関節の摩擦低減にはたらく成分と、軟骨細胞の栄養と、その成長成分が溶けています。

そんな軟骨を修復するには、傷んでいるときはあまり体重をかけずに、よく動かすことで栄養がしみこみます。傷んでいないときは、体重をかけて少し圧をかけるほうが構造が強くなっていきます。

なんと控えめなはたらきもの、それが「軟骨」

軟骨があればこそ、僕らは闊歩できます。先にも述べたとおり、体重の何倍もの荷重を軟骨クッションが逃がして、骨が宙に浮いているように摩擦なく滑るからです。
滑って関節が外れてしまわないように、関節の中で骨どうしをつないでいるのが靭帯と関節包、そして半月板です。

ひざの関節の軟骨には、先に説明した「硝子軟骨でできている関節軟骨」ともうひとつ、「線維軟骨でできている半月板」の2つがあり、これらがダブルキーパーの体制で衝撃から守ってくれています。

2つの骨の表面を覆う関節軟骨（硝子軟骨）はデリケートで壊れやすいが、摩擦係数はピカイチなめらかと言いました。一方で、半月板を構成する線維軟骨は、硝子軟骨に比べると摩擦係数は大きくザラザラ気味。耐性があり、引っ張る力に対し強い性質があります。半月板はそのため、上と下の骨を支える安定化装置（スタビライザー）になっています。正座をしたとき、ひざの外側半月板は、関節後方に脱臼し引き伸ばされた状態になりますが、それでも壊れずに戻ってこられるのは線維軟骨でできているからです。

変形性膝関節症の初期では、関節軟骨はまだ少し残っていますが、関節の隙間が狭くなっている状態で、この半月板が損傷することがあります。

半月板損傷を起こすと、ひざの曲げ伸ばしの際に痛みやひっかかりを感じたりします。ひどい場合には、ひざに水（関節液）がたまったり、急にひざが動かなくなる「ロッキング」という状態になり、歩けなくなるほど痛くなります。

ひざ関節にある骨表面の硝子軟骨と、骨の間にある半月板（線維軟骨）は、ともに少し種類の違う軟骨組織だということです。

目立つことはないけれども、それぞれのお役目を黙々と果たしています。なんて控えめなはたらき者でしょうか！　たまには主役になってもらって、次ページからの「軟骨劇場」で、彼ら（？）への理解を深めましょう。

軟骨劇場①

関節軟骨って、こうなっている！

● 関節軟骨（場所の名前）は硝子軟骨（素材の名前）でできていて、水分が70〜80％を占めます。ショックを吸収する役割を担い、摩擦がなくツルツルな表面を維持しています。

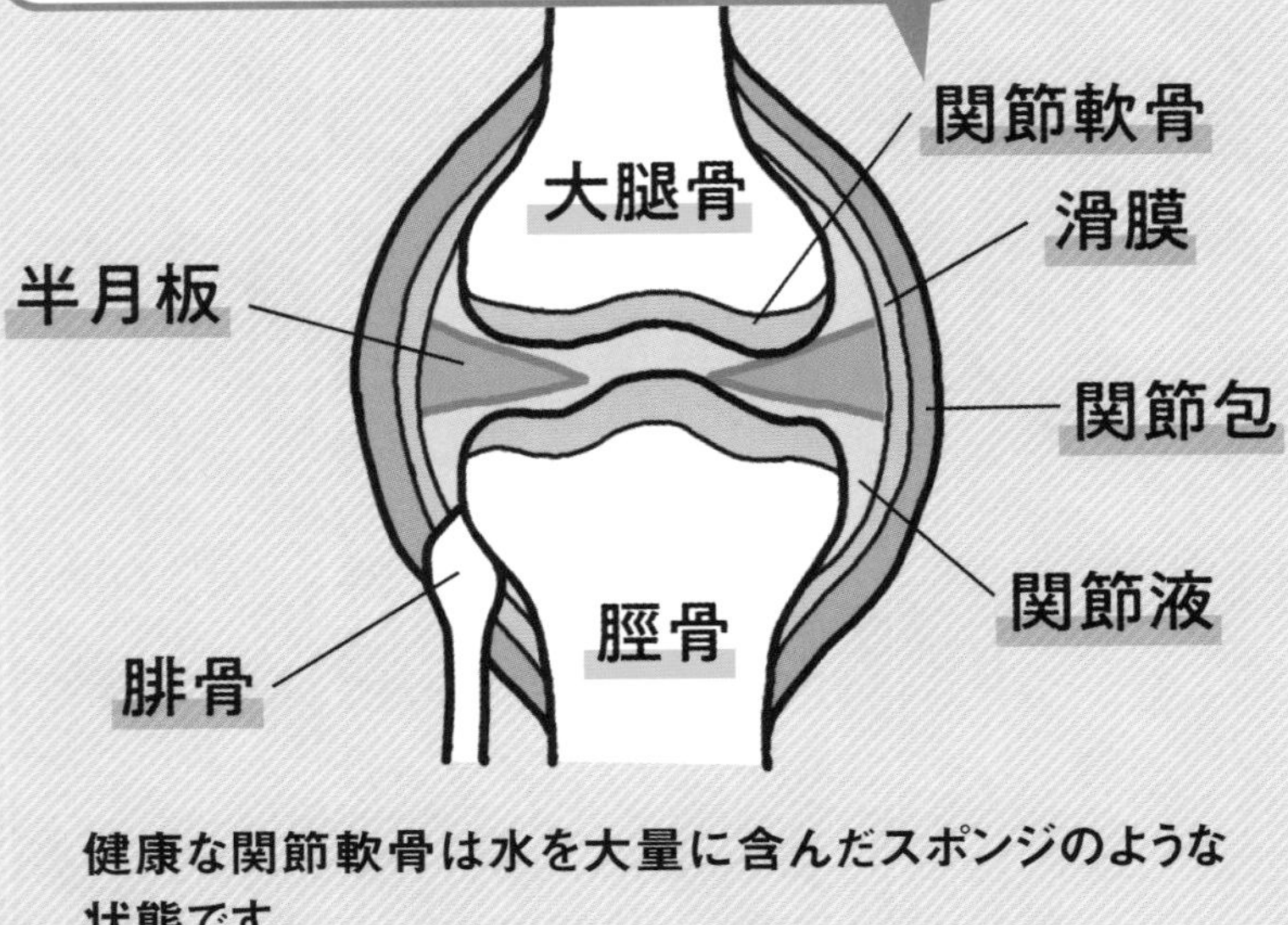

健康な関節軟骨は水を大量に含んだスポンジのような状態です。
表面にうっすら電気を帯び、大腿骨の軟骨と脛骨の軟骨は反発し合い、隙間を保っています。

荷重がかかったら

活動により関節に
体重がかかると、
関節軟骨から
関節液が押し出され、
へしゃげます

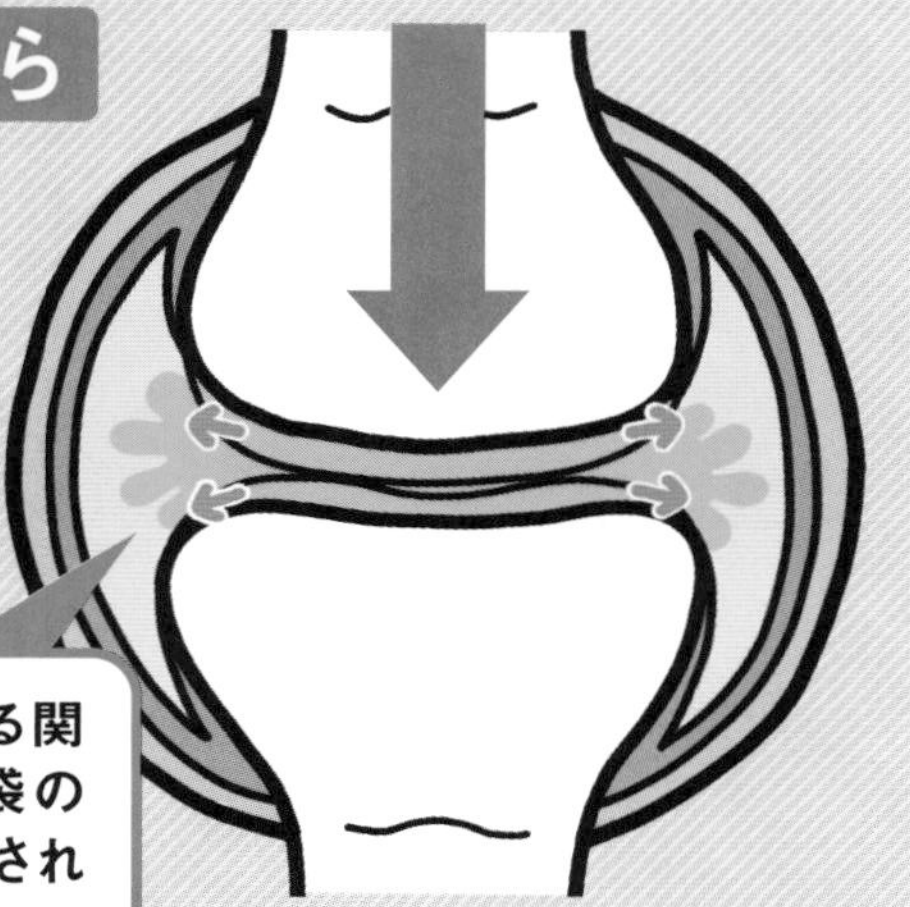

- 関節の中の水分である関節液は、関節を含む袋の内側（滑膜）から分泌されます。
- 関節液には、ヌルヌル成分と軟骨の栄養成分が含まれています。

荷重が抜けたら

荷重がなくなると、
関節液が関節軟骨へ
移動し、軟骨細胞は
うるおいます。
しかし、強い負荷が
かかり続けると、
元に戻りにくくなり、
「すり減った」と呼ばれる
状態になります。

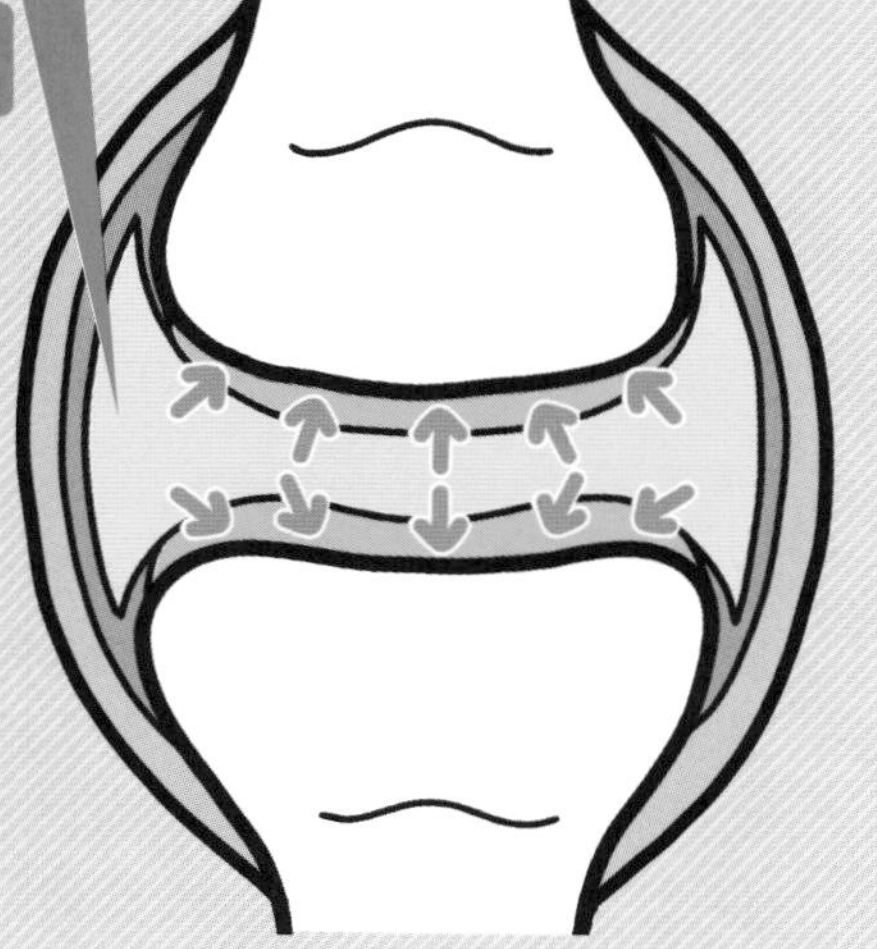

軟骨劇場②

半月板って、こうなっている！

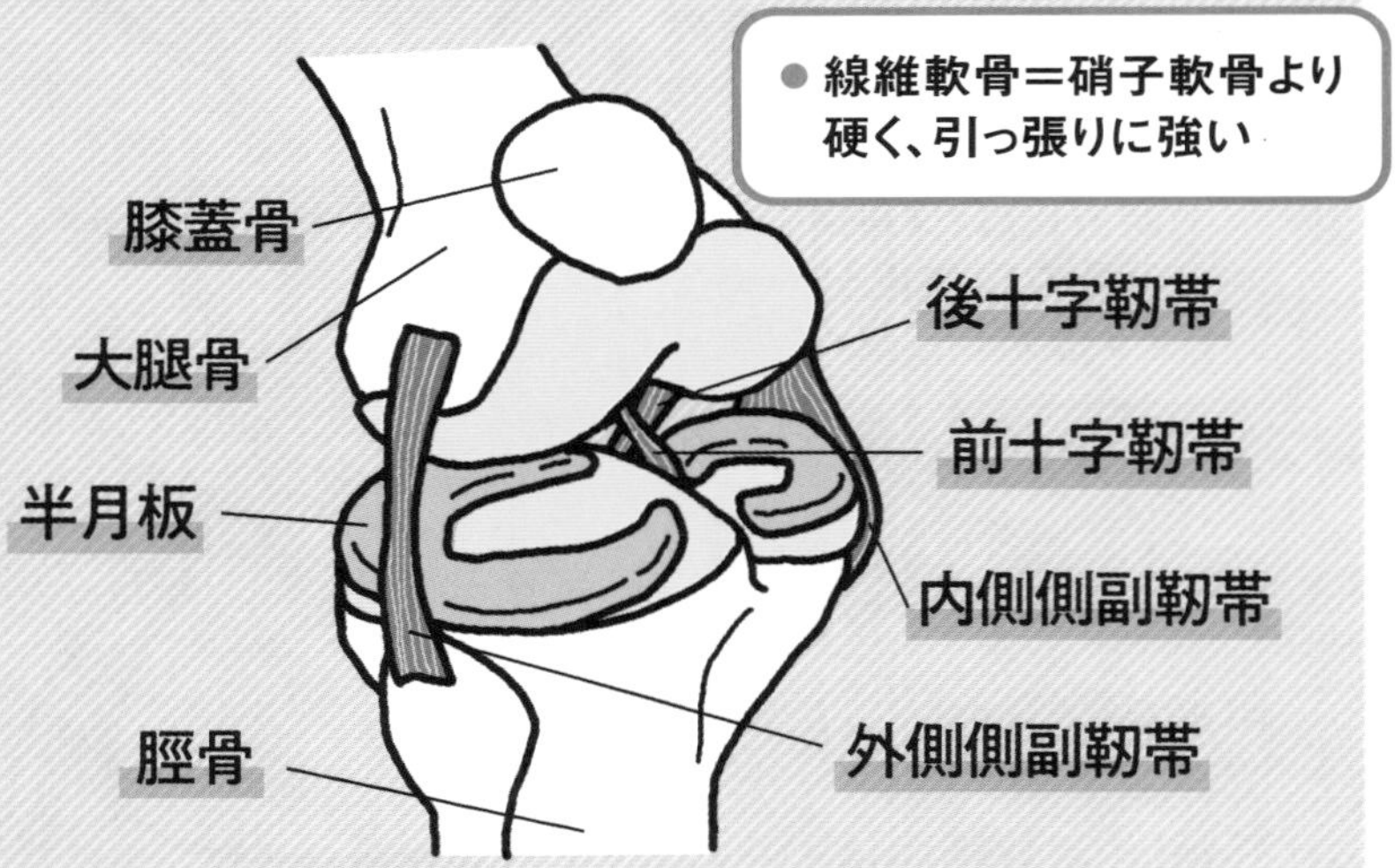

半月板は、関節軟骨（硝子軟骨）とは違い、太いコラーゲン線維を含む線維軟骨でできています。
関節に荷重がかかると、大腿骨の軟骨と脛骨の軟骨の隙間が狭くなり、半月板の居場所がなくなって、定位置からずれます（脱臼）。荷重がなくなると元に戻りますが、その繰り返しによっても、内側の薄い部分が傷つきます。

半月板

半月板の中央（約2/3程度）は薄くなっています。
おもに「体重をかけ、ひざをひねる」動作で
断裂が起こりやすい。
自然に再生しにくいのはこの薄い部分です。

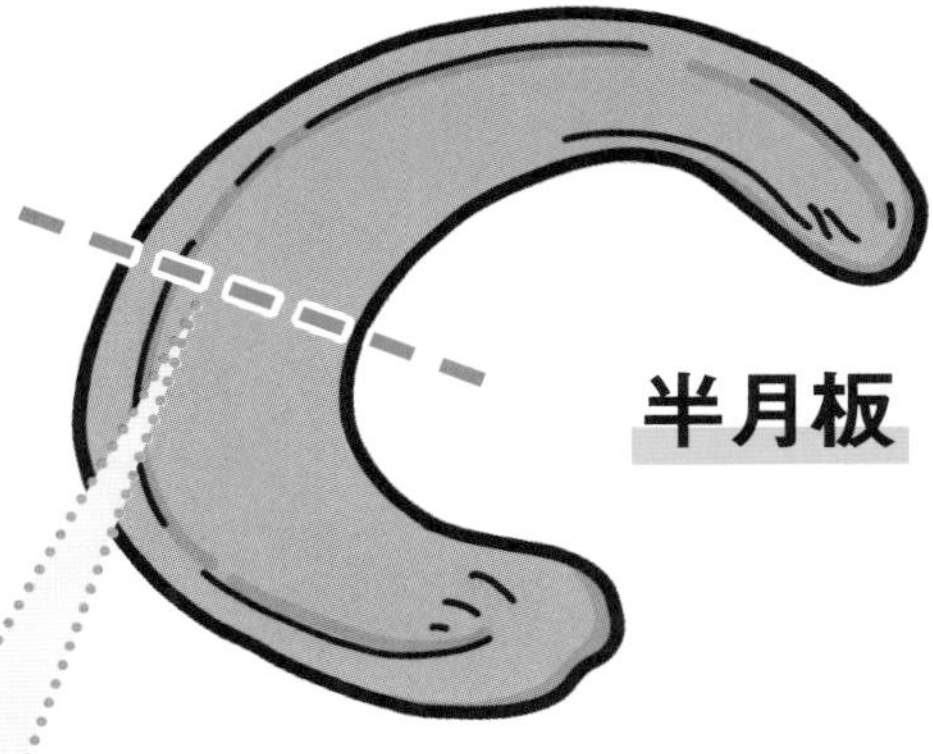

断面図

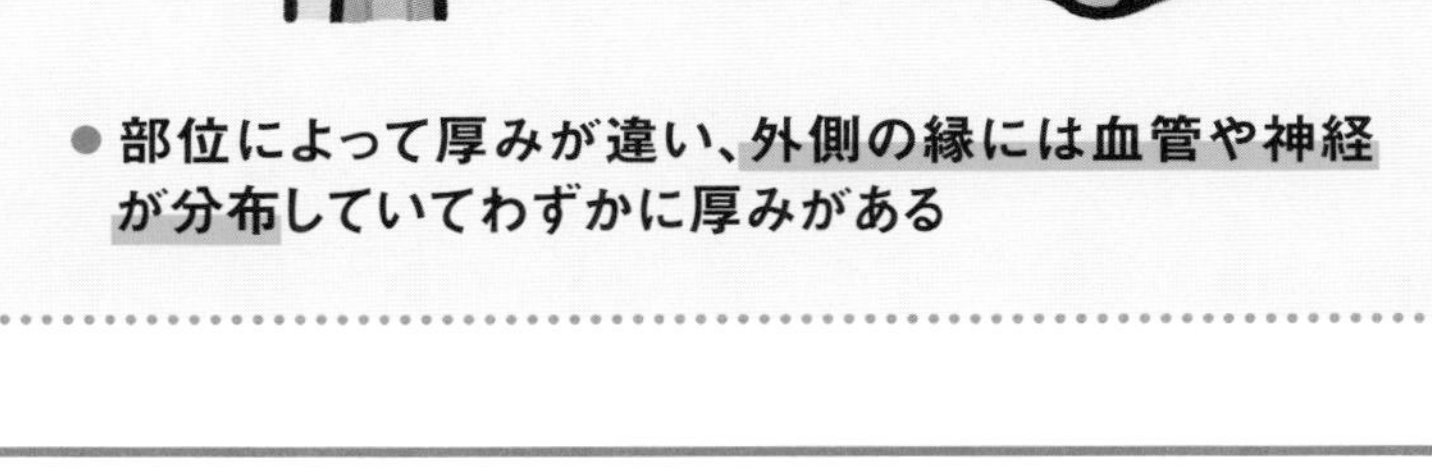

- **部位によって厚みが違い、外側の縁には血管や神経が分布していてわずかに厚みがある**

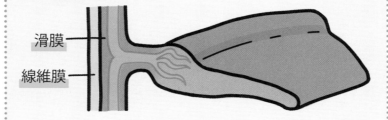

軟骨を自分で増やせる「足放り体操」

先に「痛み止め飲んで歩いたらあかん！」と書きました。痛みは脳に軟骨修復メカニズムを作動させる信号で、そのおかげで患部に血液が集まり、修復が始まるのだから、と。

しかし、関節軟骨と半月板の中央の薄い部分には神経や血管がありません。

つまり「あ、すり減った」「しまった、裂けた」と気づいたり、すぐに痛みを感じたりするようなことはないのです。

そして、血管がないということは、指を切ったときのように「炎症→痛み→患部に血が集まる→線維で覆う→修復」のサイクルで速やかに治らないということです。この特徴のせいで「軟骨は再生しない」という誤解が生じたのかもしれませんね。

しかし、軟骨も日常的に損傷・修復は行われています。血管はなくても、必要な栄養補給や代謝のルートはちゃんとあるからです。

血管の代わりにはたらいているのは「関節包」という関節を包む袋の内側の膜、「滑膜」です。**滑膜の細胞から関節包内の関節液が分泌され、軟骨細胞に栄養を補い、不要な老廃**

物を引き受けてくれます。

この栄養・代謝を促すには、関節を動かして、関節包を伸ばしたり縮めたりして滑膜に刺激を与えることが有効です。つまり、ずっとじっとしているのもあかん、のです。

これはからだのどこの関節も同じで、骨折などした場合になるべく早くリハビリテーションを行うのは、関節軟骨の栄養や代謝を促すためにも大事なことです。それを怠ると骨はくっつきますが、関節が固まってしまいます（関節拘縮）。

具体的には、関節軟骨の栄養・代謝を促すには、関節包（その袋の裏側を張っている滑膜）を伸び縮みさせ、滑膜細胞に刺激を与える運動が効果的です。これは、僕が大阪市立大学整形外科に入局したときの教授だった山野慶樹先生が考案し、論文も書かれた方法です。それを僕なりに改良したのが、このあとご紹介する「足放《ほう》り体操」です。

じつはこの体操、以前は「足振り子体操」と呼んで、前著でもご紹介しました。すると、太ももの筋肉を使って足を振ってしまう人が多いので、より効果が出るように実践していただくために名前とプロセスを変えました。太ももの筋肉の力を使って行っても、まったたく効果がないというわけではないのですが、**手で脚をかかえ、太ももの筋肉は脱力した状態で、手で放り出すようにして振り出す**のがより有効なやり方です。

脚に力が抜けた状態で放ると、スリッパを履いていたら、気持ちよくスリッパが飛んでいきます。

ひざから下（下腿といいます）を腕の力で30回放ると、滑膜が伸び縮みします。関節の間隔も広がり、関節液が軟骨をうるおしてくれます！

くわしいやり方は3章（130ページ）で、写真付きで解説しますので、モデルさんの美脚写真をよく見ながら、スリッパを放り飛ばしてみてください。

危険！「起きぬけ」「ずっと同じ姿勢」は軟骨カラカラ乾燥状態

そしてこの「足放り」はぜひ寝起きの習慣にしていただきたい！

なぜ朝、一番に行うことを推奨するのか。それには理由があります。

朝起きたときが一番「軟骨が乾燥している」からです。

軟骨の中の水は、寝ている間に下へと落ちていきます。1時間後に寝返りを打つと、また水は反対側へ移動します。みなさん寝ている間はあまり動きませんよね。どんなに寝相が悪い人でも、寝起きのときが軟骨はもっとも乾燥しています。乾いているときほど、軟骨はへしゃげたら元に戻りにくい！

朝起きたら、トイレに行きますよね？　寝床からトイレまで、僕の統計では「平均17歩程度」歩きますが、その移動時にも体重の5倍が軟骨にかかるわけです。それも水のうるおいがない乾燥した軟骨はもっとも壊れやすい。豪邸住まいで、寝床からトイレが遠いほど、軟骨がへしゃげてしまいます。

同様に、しばらくデスクワークで同じ姿勢をしていたあとや、つい集中して好きなドラマを2、3本一気見したあとなどに「急に立ち上がる」ときもダメージは大きい！

立ち上がる前、体重をかける前、一歩踏み出す前に、30回、足を放って、それから動くようにしましょう。

左右30回放るといっても、1分ちょっとでできます。それだけで軟骨はヌルヌル液で満たされ、割れにくくなるのです。ぜひ習慣にしてください。

関節軟骨がなくなっても代役「線維軟骨」ができる

滑膜が伸び縮みし、滑膜細胞に刺激が加わると、滑膜細胞から軟骨がある関節内にヌルヌルとした関節液が分泌されます。この液は水分やヒアルロン酸、コンドロイチンといった、滑るための成分と軟骨の栄養成分や成長因子が含まれています。

いくらかへしゃげて、減っていたとしても、関節軟骨（硝子軟骨）が残っていれば、関節液の栄養補給により修復（再生）されます。「足放り体操」をして、軟骨にしっかりと栄養を与え、日常の活動をしてください。

ひざ痛予防のために本書をお読みの方は、そのような好循環を回していく生活をしていきましょう。

一方、変形性膝関節症の中期以降、大腿骨と脛骨がぶつかり、軟骨がなくなり、その下の骨が微小骨折を起こしているような場合も、あきらめず本書でご紹介していく「足放り体操」などに取り組んでいただくことが大切です。

関節軟骨（硝子軟骨）が完全になくなってしまった場合は、栄養が供給されても、関節軟骨が再生することはないのですが、その代わりとしてはたらく「線維軟骨」ができます。

変形性膝関節症の治療法の1つに「骨切り術」という手術法があります。この手術法を行ったあとに、脚がまっすぐになって、ひざの痛みもなくなる人がおられます。骨切り術後に痛みがなくなった人のひざを、関節鏡でのぞいたドクターが、まったく軟骨がなくなっていた場所に、線維軟骨が生じていたことを報告しています。

この骨切り術でなぜひざの痛みが取れるかというと、それは歩くときの荷重のかかる場所が変わるから。

変形性膝関節症の中期以降、歩くときの荷重がひざの内側を通っていた（55ページ右、59ページ図）のが、骨切り術によって、その荷重がひざ関節の真ん中に戻るからです。

痛かった内側ひざ関節には隙間が生まれ、外側ひざ関節の軟骨は残っていますから、痛みなく歩けます。なくなってしまっているひざの内側の軟骨は、骨どうしが当たらずにすみ、歩行時は「足放り体操」のように、振っている状態――関節内の骨どうしの間隔が広がり、滑膜が伸び縮みし関節液が軟骨をうるおしている状態――になるわけです。

骨どうしが当たらない状態で足を振ることで内側には線維軟骨が再生されます。これは指を切った後、炎症が起こった結果、線維で覆われて再生するメカニズムと同じです。

じつはたつみ式保存療法は、この骨切り術と同じメカニズムで線維軟骨を再生させます。しかし、「足放り体操」で線維軟骨が誘導されたとしても、今までの歩き方のまま歩いてしまうと、新しく再生された軟骨はすぐにつぶされてしまいます。そこで後述する、内転筋を使った「内もも歩き」が必要になってくるのです。楽しみに読み進めてください。

ひざに「水」がたまったらどうする？

ひざに「水がたまる」という経験がある人も多いかもしれません。

関節内の軟骨や半月板が傷つくと、自然治癒力のはたらきで関節液の分泌が盛んになります。

普段、関節内に血管はほとんどありませんが、関節にとっての〝非常事態〟には滑膜に次々と血管ができ（新生血管といいます）、血が通い始めます。非常事態とは変形性膝関節症の中期以降や、関節内にバイ菌が侵入したとき、痛風などで結晶が生じたときです。そして、盛んに分泌されている関節液に白血球が入り込んで、指を切ったときと同じしくみで治そうとします。つまり自然治癒の一環として炎症が起こります。くわえて、関節液の量が増えることで、関節内圧が高くなり、ひざ痛を感じます。

軟骨の下の骨の微小骨折、バイ菌、結晶といった原因がなくなれば、新生血管はなくなり、関節液は元の量に戻ります。原因がなかなかなくならないと関節液は増え続け、ひざ関節はパンパンに腫れて、その内圧で動きが悪くなって、痛みも強くなってしまいます。

整形外科に行くと、注射器で水を抜くでしょう。この処置を行い、日常生活ができるようにするのは大切です。でも、痛みが軽減したら、原因に目を向け、対処しましょう。**原因を見つけるために、抜いた関節液を調べてもらいます。顕微鏡で調べると、バイ菌や結晶の場合はすぐにわかりますから、原因を特定し、原因別の治療を受けてください。**

繰り返し、ただ注射器で水を抜いたり、頻繁にステロイド注射を受けたりするのは避けたいもの。「水がたまる」こと、それ自体は「自己防衛反応」なのです。原因に対処して、水が溜まらなくなるようにすることが重要です。

腫れがなかなか引かない場合は、原因を治療しながら、関節液の吸収を促すマッサージを行ってみましょう。熱をもっていない場合は、このマッサージをしてOK。ひざ関節の周りの血流が悪くなっているので、ぜひお風呂で温まり、次のページでご紹介している「関節液の吸収を促す屈伸&マッサージ」を行ってみてください。

一方、ひざが熱をもって腫れているときは、まだ炎症が強い時期で、血が集まって、治すための戦いの真っ最中です。熱をとるように冷やして、安静にしていてください。

なお、最近はステロイドの副作用で困っている人が多いと感じています。**頻繁にステロイドを注入することで、副作用として「ステロイド性の骨壊死」を招くことがあるのです。**ステロイドは細胞の中のミトコンドリアのはたらきを止めるので、炎症がピタリと治まり、治ったように感じるかもしれませんが、効果は持続しません。そして骨の壊死を起こすと、安静時にも痛みが出るようになってしまいます。

関節液の吸収を促すマッサージ&屈伸

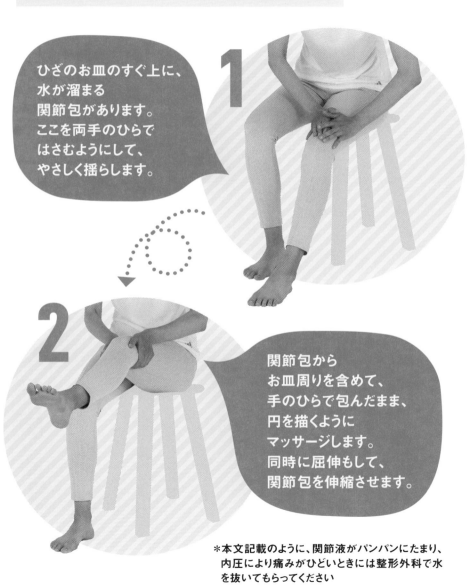

1

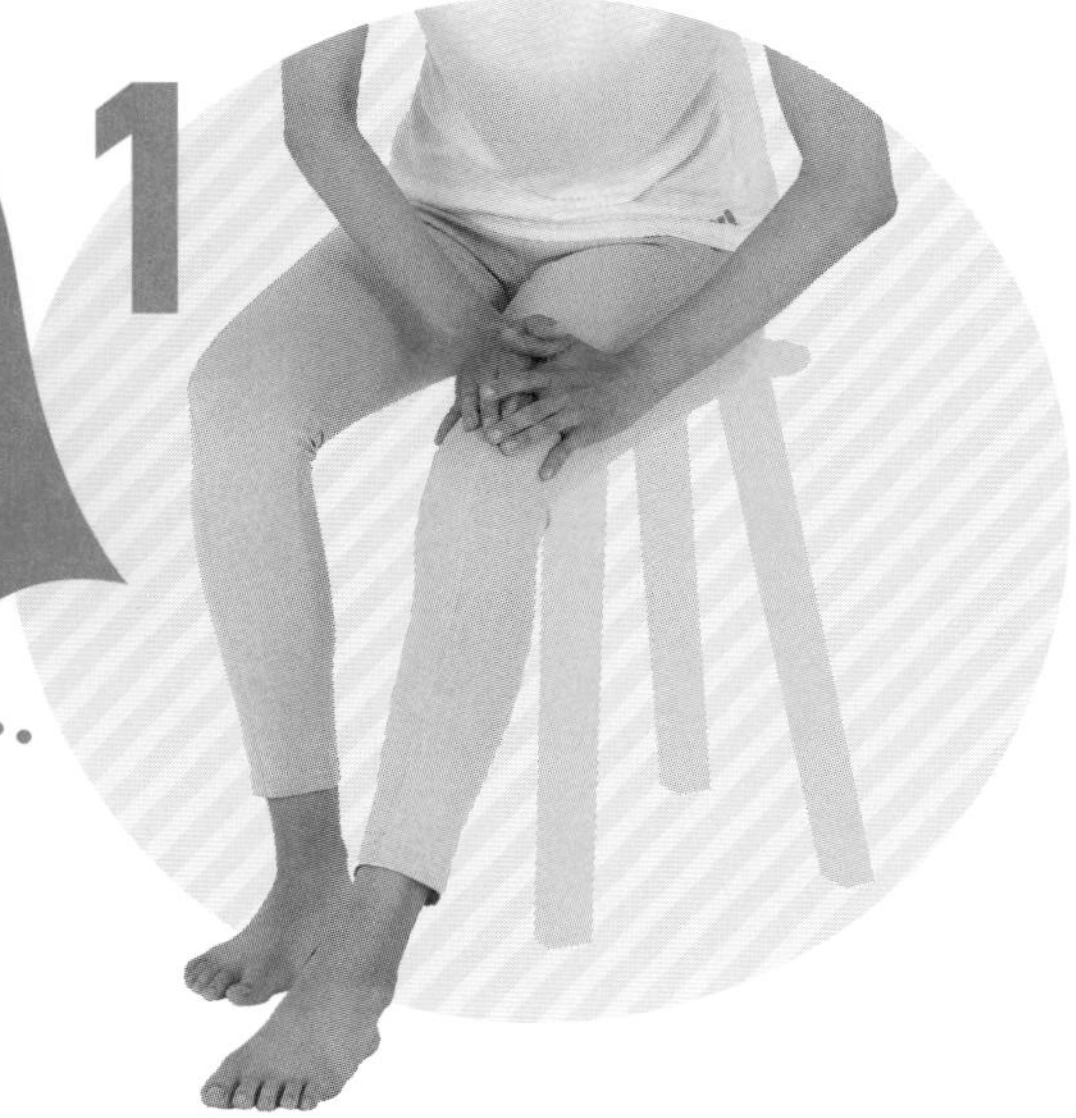

ひざのお皿のすぐ上に、
水が溜まる
関節包があります。
ここを両手のひらで
はさむようにして、
やさしく揺らします。

2

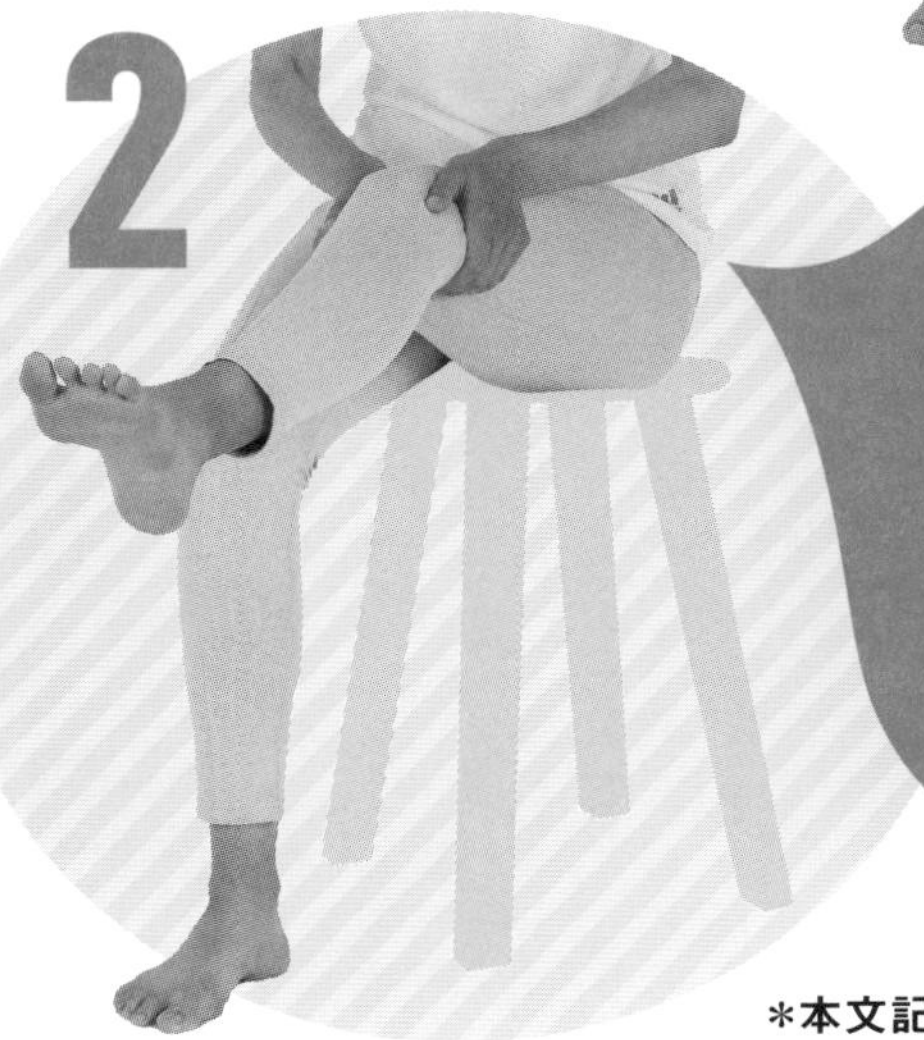

関節包から
お皿周りを含めて、
手のひらで包んだまま、
円を描くように
マッサージします。
同時に屈伸もして、
関節包を伸縮させます。

＊本文記載のように、関節液がパンパンにたまり、内圧により痛みがひどいときには整形外科で水を抜いてもらってください

たつみ式「軟骨を減らさない歩き方」

「ニワトリ歩き」が軟骨を減らしていた

これまで僕は、1万4000人の変形性膝関節症の患者さんから「ひざの負担を大きくしてしまう生活習慣」があると教わってきました。そのひとつが、多くの患者さんに共通する独特な歩き方「ニワトリ歩き」です（39ページ）。

患者さんの歩き方を見て、その特徴から「ニワトリ歩き」と命名したのですが、大きな駅のコンコースに立って、通り過ぎる人を見ていたら、若い世代にも「ニワトリ歩き」の人がたくさんいて、愕然としました。

現代はこの歩き方をする人が大変多くなっているから変形性膝関節症になる人が増えているというのが正しいのかもしれない――そう気づいてから、「ニワトリ歩き」を招く姿勢の崩れが、変形性膝関節症の大きな原因だとわかったのでした。

頭が前に出ることが特徴的な姿勢の崩れ。そのまま歩くと、頭を前後に少し振ってバランスをとらなくては歩みを進められません。まさにニワトリのような歩き方でしょう？この歩き方はひざに負担を強いる、歩けなくなる「入り口」です。

食事や仕事、生活動作の多くは「前かがみ」姿勢で行われます。日本人ならではの、手で器を持ち上げて皿の上に頭が迎えにいく食事のスタイルをはじめ、パソコン操作、台所仕事、掃除機かけ、裁縫、農作業、庭仕事……。僕が自分の1日を振り返ってみても、手を体の前方に出し、前にかがんでいる時間がなんと多いことでしょう。

本来ならばヒトは、骨に寄りかかるわけでもなく、無駄に筋肉を緊張させることもなく、備わっている構造のとおりの姿勢で立つのがラクです。水をいっぱい頭蓋骨の中にたたえ、その中に脳みそを浮かべた頭の重さは平均約6～8kg。これがちゃんと西洋人のように肩の上にあれば、首と背、腰のS字カーブや骨盤などのおかげでバランスがとれ、無理なく頭を支えていられます（26ページ）。

ところが、重い頭が肩より前に出てしまったら、それを後ろから支える首の負担は2～3倍に増え、頭を後ろから支えている首の筋肉（僧帽筋）にのしかかります。背骨を支えているインナーマッスルである多裂筋《たれつきん》にも余計な仕事をさせ続けることになるのです。そりゃあ、肩もこるわけです。

頭が前に出ることの弊害は、上半身のこりだけではありません。

前に行ってしまった頭とバランスを取るために、背中が後方へ出てきて、腰椎の前弯もなくなって猫背になります（左ページ）。

猫背になると、腰椎と骨盤が後ろに傾きます。その骨盤につられるように大腿骨が外側にねじれ、ひざの関節も外を向き、いわゆるガニ股になってしまうのです。するとひざは伸ばしにくくなり、軽く曲がって、O脚になります。

O脚になると、歩くときに足の外側で着地するようになり、つま先は上げにくくなる。何もないところでつまずいたり、こけるリスクも上がってしまいます。

この状態で活動を続けていると内側ひざ関節に偏って負担がかかります。平地を歩くとき5倍、階段を降りるとき8倍かかるというその力が、内側ひざ関節に集中するのですから、内側の軟骨はあっという間に減ってしまいます。

ニワトリ姿勢でこんな悪影響が

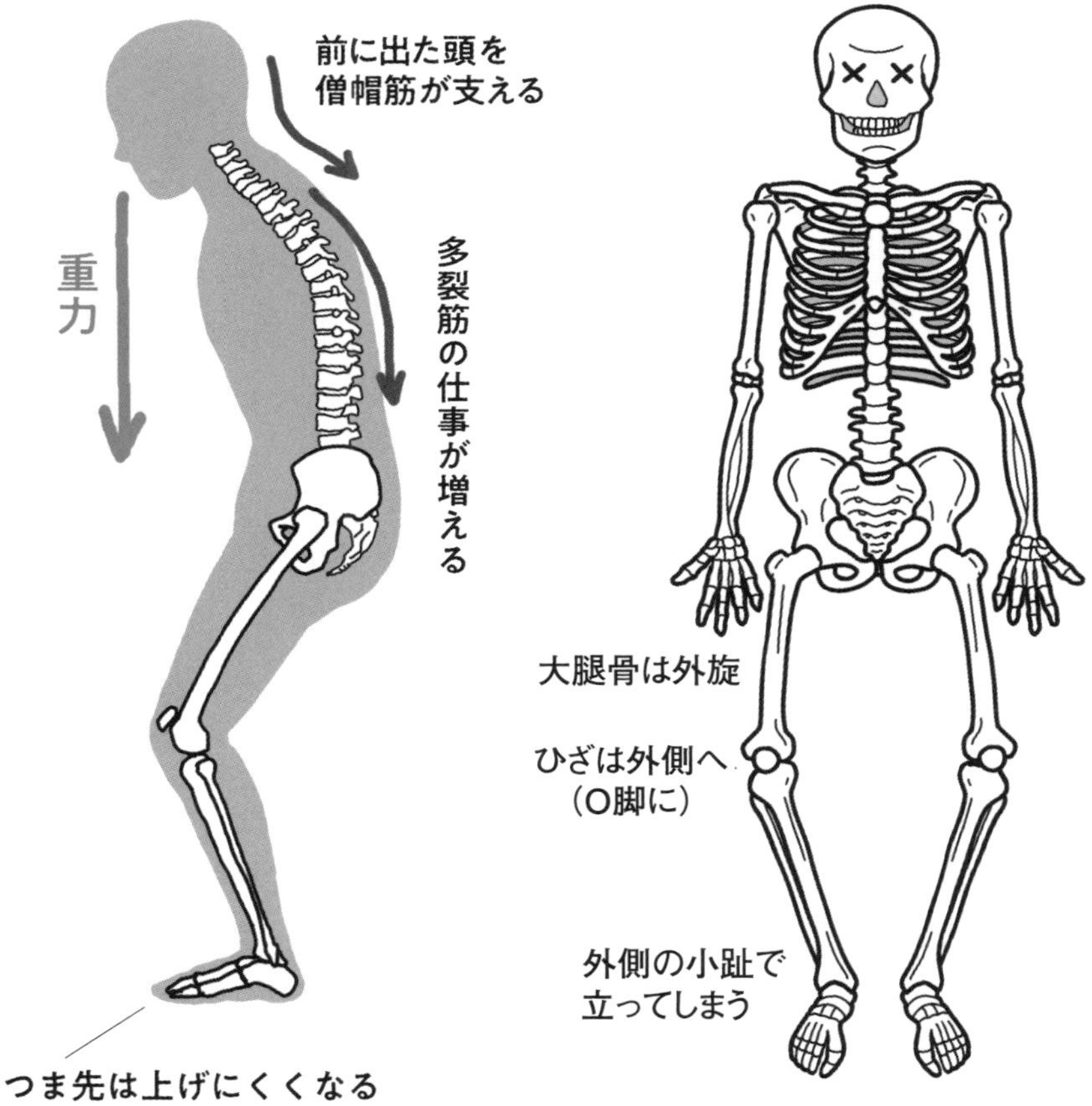

軟骨は「偏って」すり減っていく

僕らが変形性膝関節症の患者さんの治療法を検討するとき、軟骨が少しでも残っていれば再生する可能性があるので、「軟骨がどれくらい、どこに残っているか」を調べます。すると、ほとんどの場合、内側が偏ってなくなっている（O脚変形）。関節軟骨が減るとは、均等になくなるわけではないのです。

およそ90％の患者さんが、ひざの内側軟骨が減るO脚変形ですが、稀《まれ》にひざの外側関節が減っているX脚変形の患者さんが来られます。

6歳から12歳までの女性は、内股で歩き、自然のX脚であることが多いのですが、成長とともにまっすぐになっていきます。大人になってもX脚である人は、足が長い人、ひざのお皿（膝蓋骨）が高い位置（普通の人よりも上のほうにある）の人に多いです。X脚変形になるメカニズムの詳細は未だ不明です。

一方のひざだけX脚変形になっている人では、その反対側の股関節が悪い人が多いです。

股関節が変形していくと、股関節が悪いほうの脚は、反対側に比べて短くなります。股関節は足の付け根で、そこが変形してくると付け根がからだの上に移動していくからです。そうすると、股関節が悪くないほうの長い脚を、もう一方に合わせようとして、X脚になることがわかっています。

そのようなケースでは、原因である股関節の治療を優先し、左右の脚の長さをそろえ、その間、ひざについては保存療法をして、股関節とひざ関節、両方を治すことが根本療法になります。

ひざ軟骨の内側と外側が均等に減ってしまうのが、先にも説明した、関節リウマチという病気です。これは自分のからだではない異物を攻撃する抗体が、自分の軟骨を攻撃したために起こります。その原因は、からだを異物から守っている免疫がおかしくなった、もしくは、軟骨が変性して異物になったから攻撃した――そんな仮説が考えられていますが、今のところ原因不明です。

日本では9割以上の人が「O脚（内反膝）」になってひざの内側の軟骨が減っています。

そして5％くらいの人が「X脚（外反膝）」になってひざの外側の軟骨が減っていて、残りはリウマチによって、内側も外側も減っています。

つまり圧倒的に、脚がO脚に変形して、ひざの内側の軟骨だけが減り、痛みを訴える人が多い、ということです。

ちなみに初期では、O脚やX脚になっているかどうかはよく履いている靴のかかとを見てチェックできます。O脚の場合、外側に体重をかけて歩くため、外側ばかり偏って減ります。逆に、X脚では内側ばかり減ります。

O脚やX脚の兆しが見られたら、姿勢の崩れや歩き方を改善し、ひざへの負担を減らすことが大切です。

軟骨のすり減り方

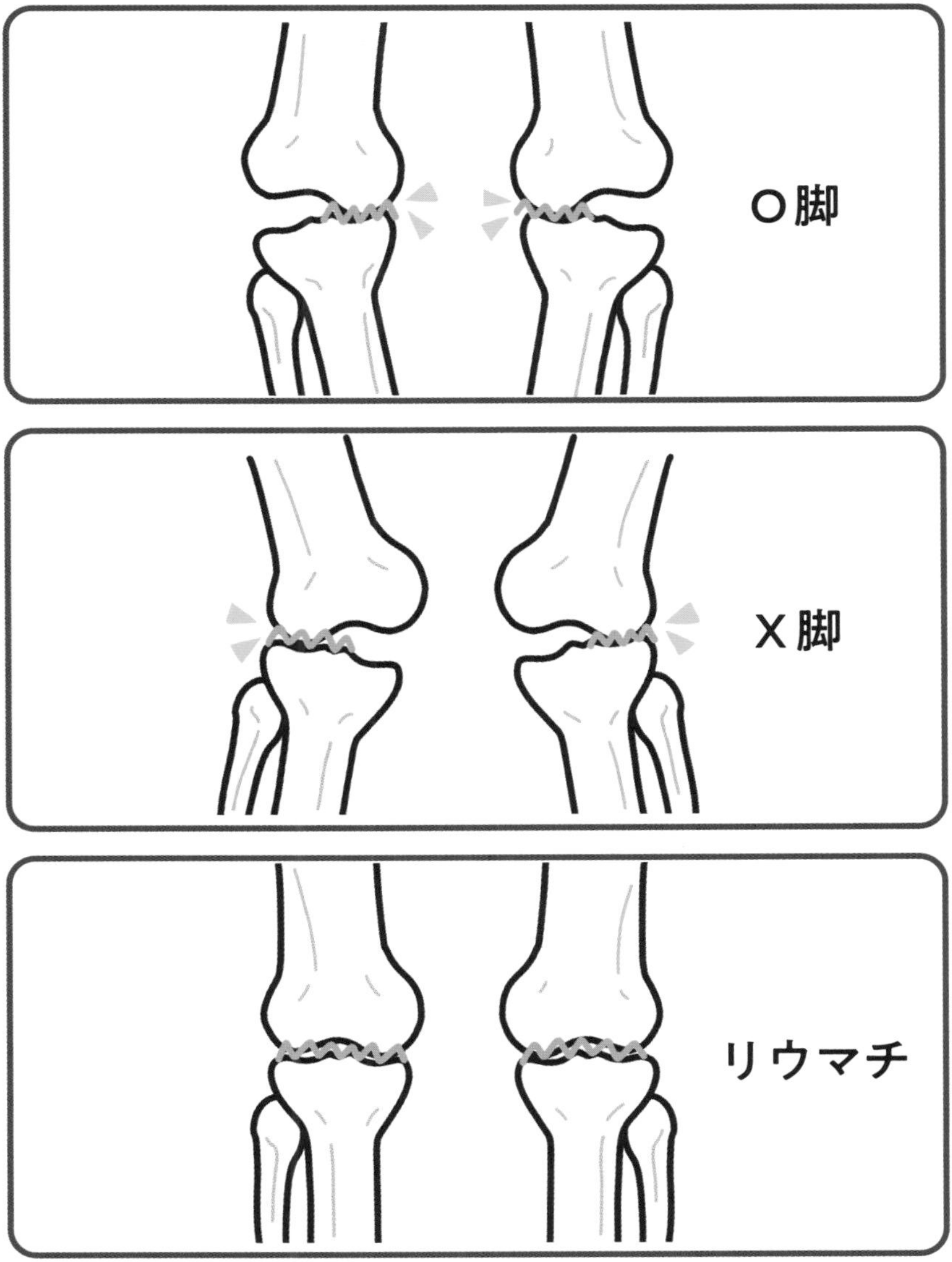

O脚の人は親指重心の「内もも歩き」を！

たとえ自覚はなくても、猫背や巻き肩、ストレートネックなど「姿勢の崩れ」があるなら、O脚になり、ニワトリ歩きになっている可能性が高いです。無意識にひざが「外側」に傾き、足の親指が浮いた歩き方になっていないでしょうか。

また、X脚になっていて、無意識に「内側」に傾き、足の小指が浮いた歩き方になっている場合もあります。先述の「靴のかかとチェック」でそれがわかりますね。

ニワトリ歩きを脱却してひざにいい歩き方へと変えていきましょう。

本書でご紹介する歩き方は、姿勢を正し、O脚やX脚の改善に役立ち、ひざへの負担を軽減する好循環のきっかけになる歩き方ですから、ぜひマスターしてください！

まずはO脚さんのための歩き方から。**O脚で、ひざの内側関節にトラブルや不安のある人は「内転筋」という筋肉群を大いにはたらかせて歩きましょう。**名付けて「内もも歩き」です。

どのように歩くのか、くわしい歩き方は3章で写真とともに紹介します。

ポイントは、歩く前に、座ったままひざに手を置き、体重をかけて〝普段のひざの状態とは逆〟の親指重心の練習をすること。足の小指を浮かせて着地するのを、まずは座った姿勢でやってみます。これで「からだを正しく使う」コツを感じてください。

親指重心になるときはたらく筋肉が「内転筋」です。

内転筋という筋肉群は文字どおり「内転させる筋肉群」で、内転とは太ももを閉じる動きであり、「股関節と連動して股を閉じる」ことです。大腿骨にくっついている筋肉群で、この筋肉群が弱ると大腿骨が外転（内転の逆、外側に開くこと）・外旋（外側に向かってねじれること）し、いわゆるガニ股になり、O脚が加速してしまいます。

つまり、内転筋が弱る＝太ももは外旋し、O脚コースへまっしぐらとなるわけです。

さらに内転筋は、内臓を下支えする骨盤底筋群とも関連して骨盤を支えたり、姿勢を支える腹筋の活動も高めたりすることがわかっています。

内転筋が弱ってしまうと、骨盤底筋群や腹筋にも悪影響があり、加齢に伴って増える尿もれ、脱腸、子宮脱などとも関係します。つまり内転筋は、中高年以降の筋トレの大事な

内転筋とは？

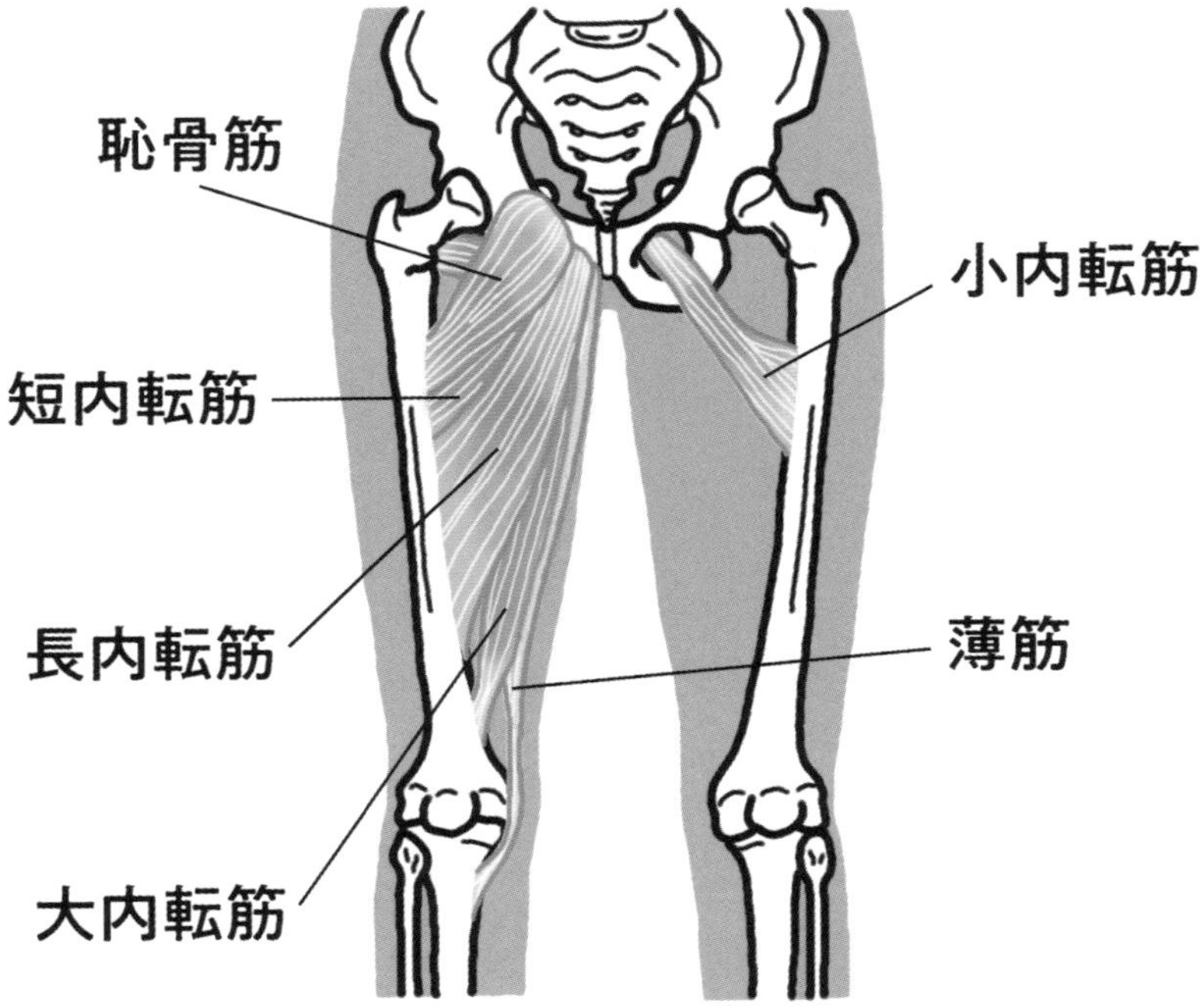

これらの筋肉の総称です

ポイントです。

しかし、この内転筋は、鍛えにくいうえに、意識的に使わないと弱りやすい筋肉です。第3章の内転筋トレーニングを日常生活に入れてみてください。寝転んでできる方法ですから、隙間時間にお笑い番組でも見ながら、リラックスしてやってみてください。

意識的に内転筋を使って歩く。それは内転筋を鍛え、脱ニワトリ歩きをかなえ、さまざまなトラブル予防に通じる歩き方です。しばらくは意識的に練習する必要があり、いくらかぎくしゃくするかと思いますが、続けていればからだが覚えて、自然に歩けるようになっていきます。

内ももの筋肉（内転筋）を使い、ひざを内側に入れることで、大腿骨と脛骨の間に隙間をつくって、親指側で体重を移動させて歩く歩き方が「内もも歩き」です。この歩き方は、変形性膝関節症の患者さんを診察していて、ヒントをもらって考えました。

患者さんのレントゲン撮影で、「ストレス撮影」という方式で撮ると、内側の関節が開き、隙間が出ます。「ストレス撮影」とは、ひざをぐーっと押して撮るもの。外側からひざを押したストレス撮影の写真だけを見たら、変形性膝関節症ではない人、つまり軟骨の状態が正常であるかのようです（95ページ）。

実際には押している力を抜くと元に戻り、内側の骨がまたぶつかってしまうのですが、外側から押せば隙間ができる！　ならば、内ももを意識して使って、ストレス撮影のときのように隙間をつくって歩けば、軟骨の負担を減らせるはず！　その発見で「内もも歩き」を考案しました。

この歩き方で大腿骨と脛骨がぶつかって起こる微小骨折を防ぐことができれば、激痛はなくなります。

そして、「足放り体操」によって再生した軟骨を減らさずに歩けます。

O脚さんのための「内もも歩き」の原理

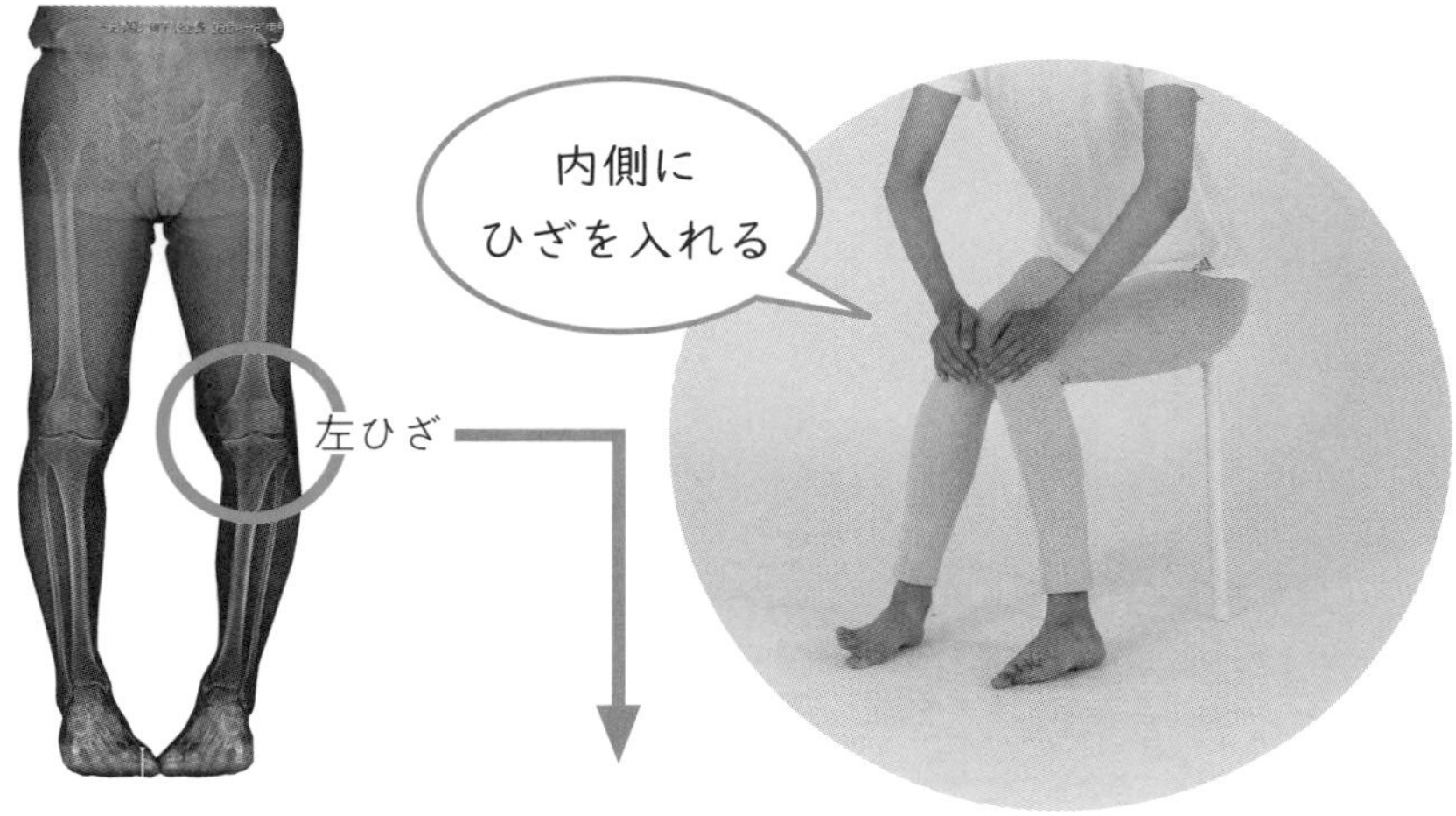

外側からひざを押したとき

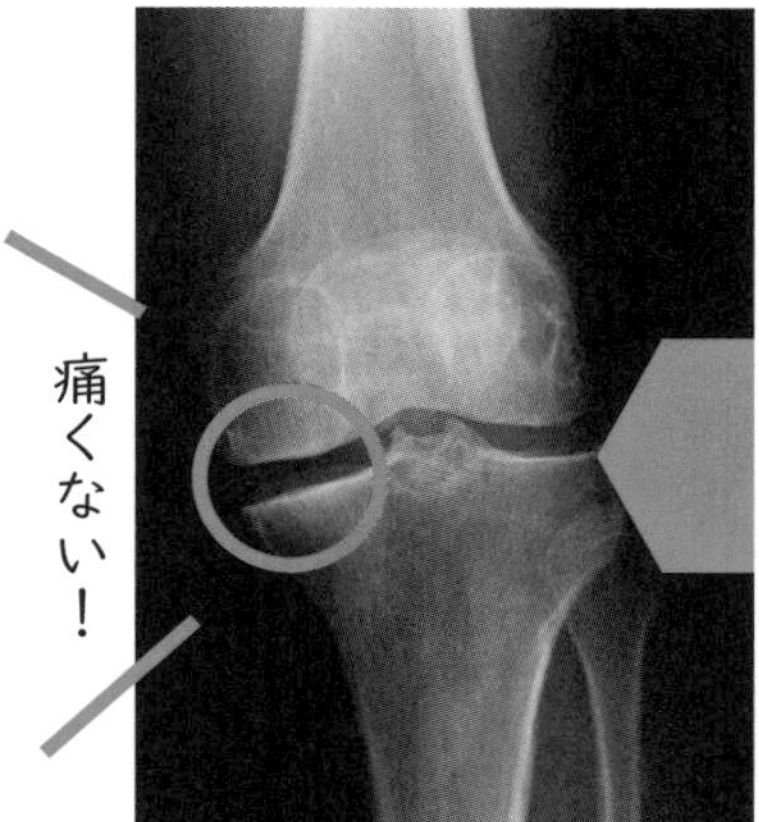

外側（腓骨のある方）から
ストレスをかけると内側の
関節裂隙が開く

立っているとき

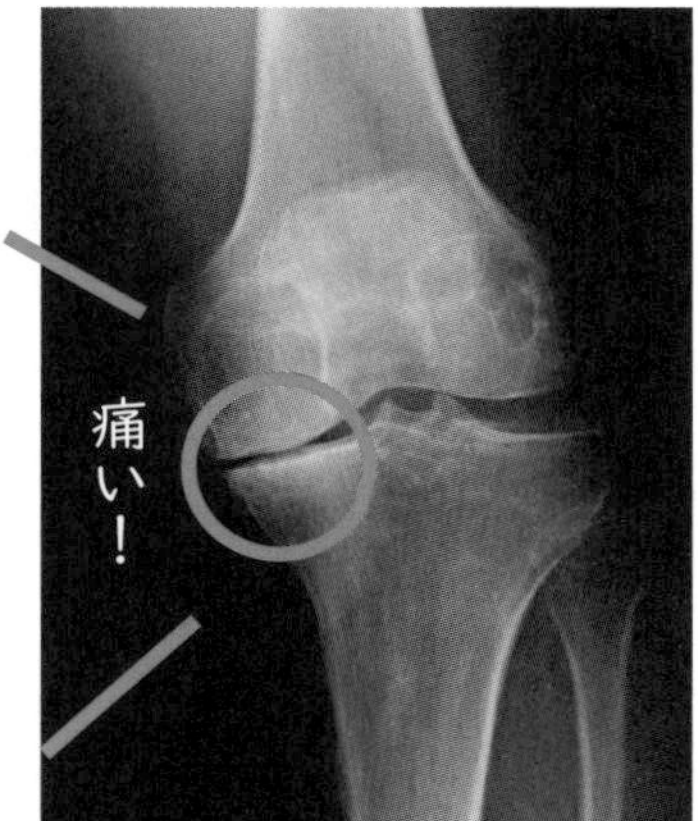

O脚変形の人は、内側の骨と
骨が当たっている

X脚の人は小指重心の「一直線歩き」を！

一方、X脚の人はひざが内側に倒れ、外側の軟骨がすり減ったり、大腿骨と脛骨がぶつかったりする状態です。いつも足の小指側が浮いているような歩き方をしてしまうでしょう。そこで、両手で両ひざを内側から押すように立て、外側の関節を開くことで、外側ひざ軟骨を守ります。X脚の人の「ストレス撮影」では、**ひざを内側から押していることで、なくなっていた外側関節の隙間が生まれている**のがわかります（左ページ）。それと同じ要領で歩くのが、X脚の人向けの「一直線歩き」です。

歩みを進めるとき、前に振り出した足を、後ろ足のすぐ前に着地します。この歩き方は特定の筋肉を使わなくても歩けるものです。イメージとしては目の前にある1本のライン上を歩いていく感じ。モデルさんを意識して、優雅に「一直線歩き」しましょう！

どのように歩くのか、歩き方は3章で、写真とともに紹介します。歩く前に、座ったままひざに手を置き、体重をかけて〝普段のひざの状態とは逆〟の小指側に重心をかけ、足の親指を浮かせて着地するレッスンから始めるのがポイントです。

X脚さんのための「直線歩き」の原理

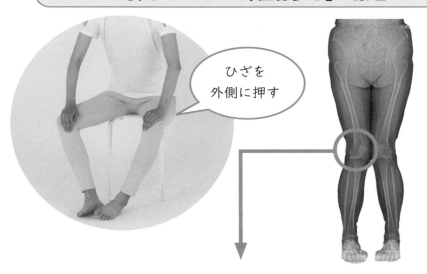

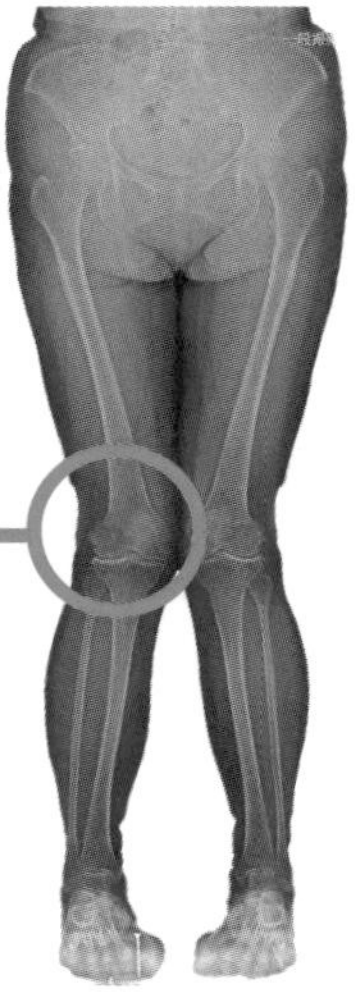

内側からひざを押したとき

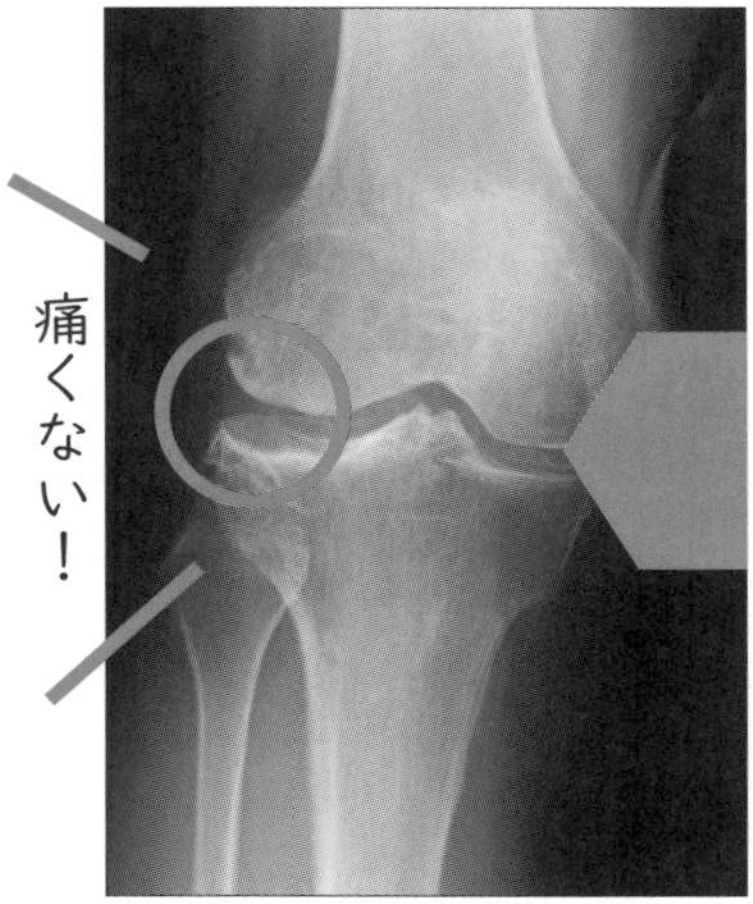

内側から押すと外側の関節裂隙が開く

立っているとき

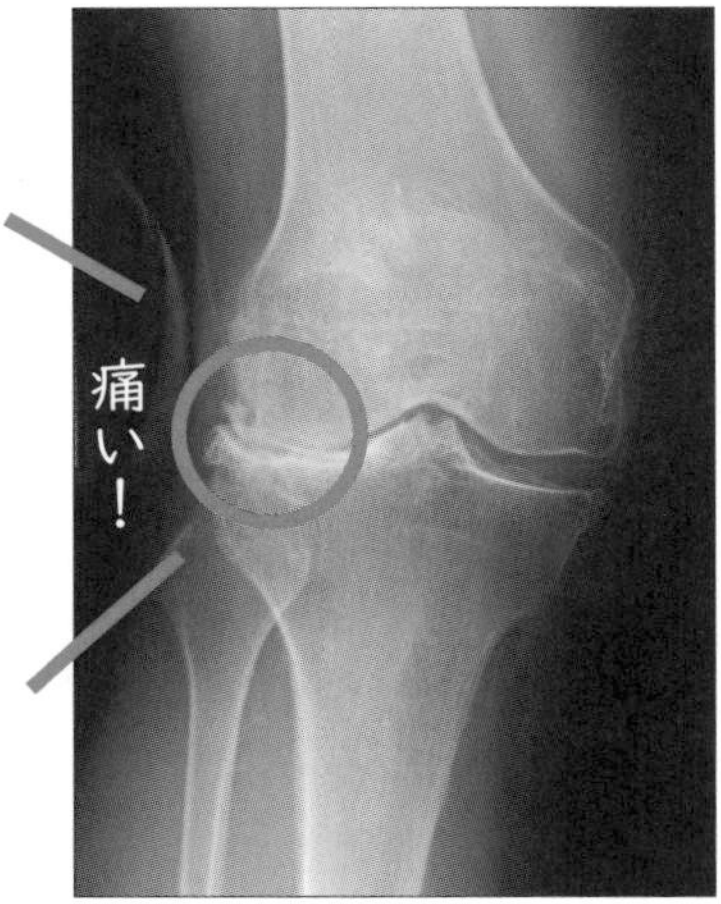

X脚変形の人は、外側の骨と骨が当たっている

こけにくくなる「足裏覚醒」

さて、O脚さん・X脚さんそれぞれの軟骨を保護する歩き方について話しました。その歩き出す前に、まずは「きちんと立つ」ことが何より大切です。

きちんと立つ、ということには、「足の裏」がカギになります。

足の裏がきちんと地面を踏みしめているかが大切ですが、これには足の裏と、足の指のマッサージが有効です。これも毎日のからだメンテナンスに組み込んで、立つ前に行えば効果的です。

足の指を靴下や狭い靴の中に放り込んだままの現代人は、足の指が退化していろんな病気を起こしています。外反母趾は有名ですが、足の裏には内臓とつながる足ツボがたくさんあり、ここから内臓機能低下を招くこともあります。

本来は、手指と同じように独立してはたらけるはずの5本の指が動かなくなっていたり、足の関節が動かなくなって、土踏まずのアーチがなくなっていたりすると、「しっかり立てない」「こけやすい」「姿勢が崩れやすい」といったことが増えます。バランスを崩したときに踏ん張れず、こけやすくなります。

靴下の中で蒸れて、くっついた足指には水虫や爪白癬《はくせん》もできやすい。足指を1本ずつ動かして、物をつかんだり、放したりできるくらい、しっかりと動ける足指になりましょう。

土踏まずのアーチがないとは、つまり「扁平足《へんぺいそく》」で、クッションがないということ。とくに日本人には多いとされます。現代では長時間、窮屈な「靴下と靴」に押し込み、動かさないまま、「退化」ともいえる状態になっています。

裸足で下駄や草履を履いて歩いていたころにはなかったトラブルが、現代では起こってきているのです。患者さんの足を診ていても、本来動くはずの関節が動かず、もはや関節といえない状態になっている人があまりにも多いと感じます。

ぜひ足本来の機能を取り戻すメンテナンスを定期的にやっていきましょう。「足裏覚醒」として、そのやり方は3章で紹介します。「湯船につかりながら」「寝る直前に布団の上で」など、行うタイミングを決めておくのもいいですね。

お風呂に入るとからだじゅうの関節が柔らかくなるので、柔軟性を取り戻すのに〝湯船の中〟や〝風呂上がり〟は絶好のタイミングです。

また、5本指ソックスや足袋、タビックスなどを履くのもいいことです。そして鼻緒のある履物。下駄《げた》、雪駄《せった》、ぞうりスリッパなどを履くのも、足指や足関節の機能を回復させるのに役立ちます。かくいう私も下駄が大好きで、愛用しています。

期間限定・助っ人！「杖」を上手に正しく使おう

「杖《つえ》」と聞くと、「絶対に使いたくない」「杖をつくのはまだ早い」「使ってしまっては終わりだ」と、むやみに避けようとする人もいるようです。ですが、そんなことはありません。杖は、いまのひざ痛が治るまで3か月か半年使うだけ。ここでも意識を変えていきましょう。

今後一生、杖を使うのではありません。**杖は、せっかくつくった軟骨をつぶさないように歩くために、「期間限定で、正しく」使うべきものです。**そのための方法をお伝えします。おおむね3か月、長くて1年、使ってみましょう。

杖を使うメリットは2つあります。1つは、杖を使うことで、体重の半分を杖に逃がすことができるということ。足放り体操で生まれた軟骨を守ることができます。

もう一つは、「内もも歩き」や「一直線歩き」などに、歩き方を変えていくときに、ふらつきを防ぐことができます。

使い方の原則として、**杖は、痛いひざとは逆の手に持つこと**。痛いほうの脚と同時に、杖が前に出ます。**杖をつく位置がポイントで、足の真ん中、土踏まずのラインに杖をつくこと。**

普段、歩くときと同じように、手と足は左右逆です。右手と左足が出て、次に左手と右足が出る、となります（次ページ参照）。

杖を買うときには「高さ調整」ができるものを選んで、ついたときに肘がちょっと曲がるぐらいに高さを調整して利用してください。次頁のイラスト解説を見ながら安全な場所で練習から始めましょう。長い年月、関節に負担をかけた結果のひざ痛です。ちょっとの間、杖の力を借りて、ひざを助けてやりましょう！

左ひざが痛い

O脚さんのための杖のつき方

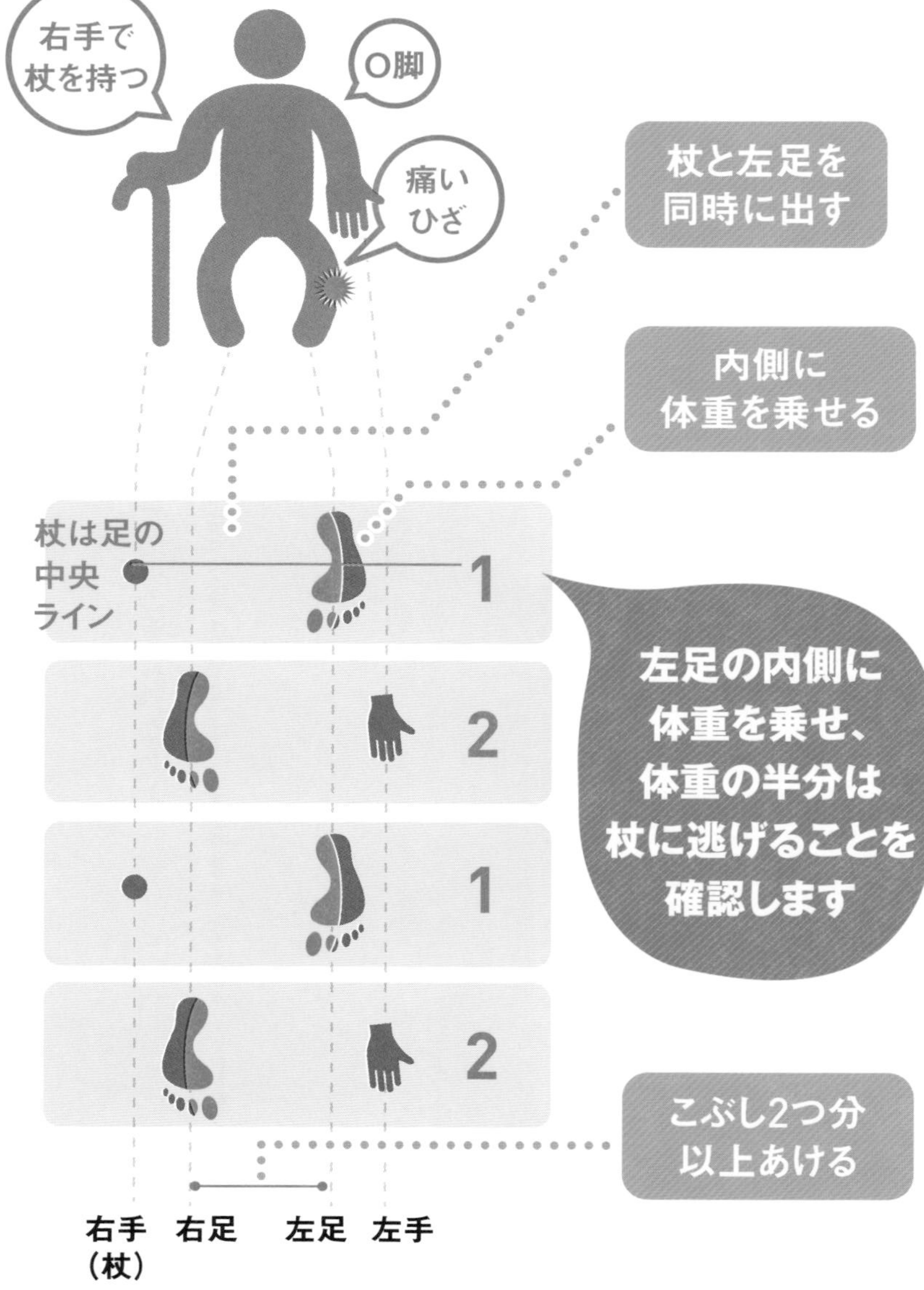

左ひざが痛い

X脚さんのための杖のつき方

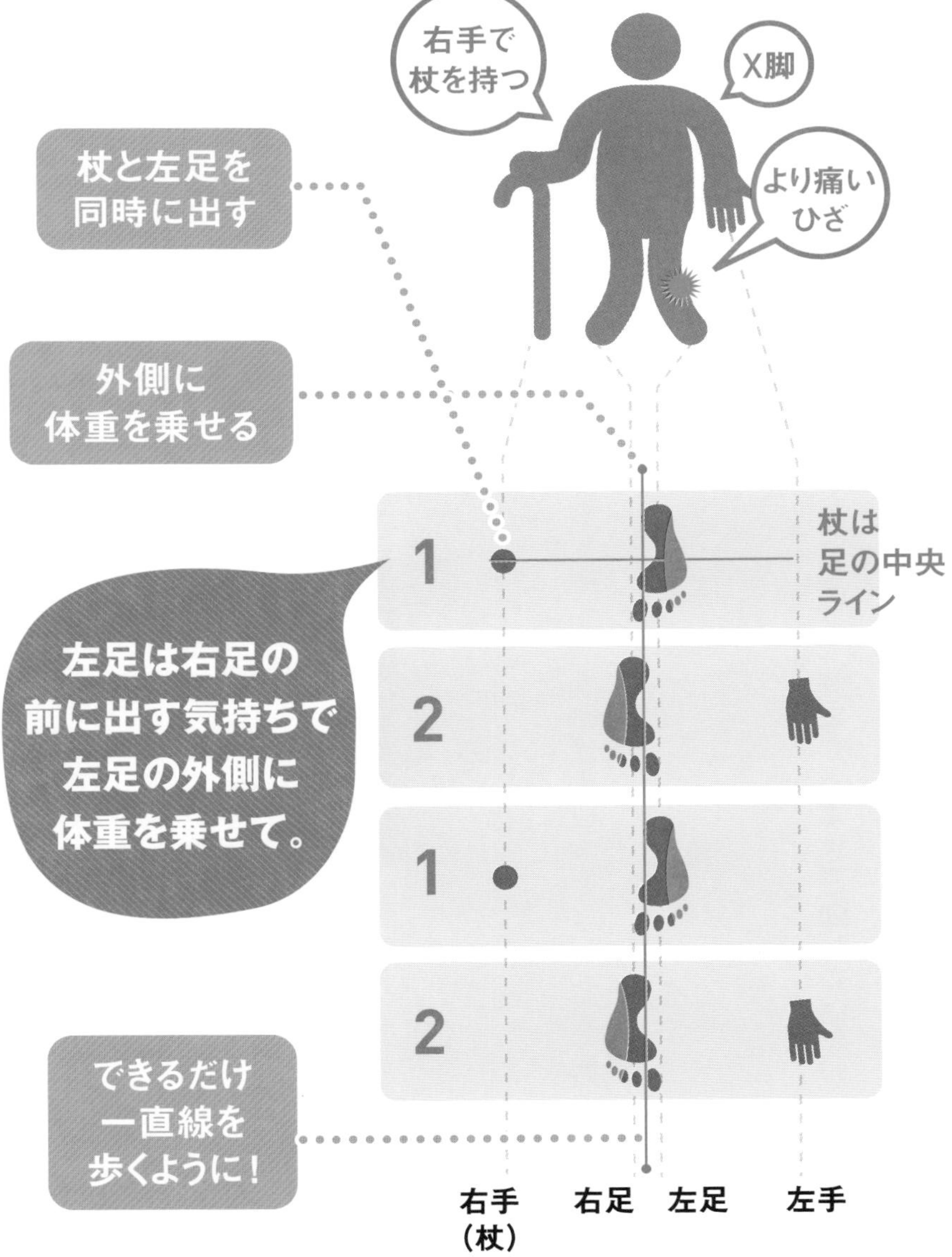

たつみ式「軟骨安定・筋力アップ術」

テレビを見ながらでもＯＫ！筋肉を「動かす」ことから始めよう

ひざが痛む人にはサポーターなどの「装具」を使っている人が多く見られます。装具を利用するとひざが左右にぐらぐらゆれなくなり、歩行が安定して、痛みがなく、調子がいいと感じている人も多いかもしれません。

私たちのからだには、「筋肉」というひざを安定化させる自然の装具が備わっています。ひざに装具をつけると、脚は装具に支えられますが、それに頼ることになって、筋肉は仕事をせず、脂肪に変わっていきます。

自前のサポーターを鍛えなおして、装具をつけなくてもよい状態をめざしましょう。

いきなり「筋トレ」と考えなくても大丈夫です。これまであまり運動していなかった人は、意識的に「筋肉を動かす」ことから始めてみましょう。

テレビを見ながら、足を上げ下げしたり、かかとを上げ下げしたりする。そんな軽い運動でよいので、筋肉を動かす機会を増やすのです。

これもやり方は3章で紹介します。とはいえ、足に限らず、両腕を前に出して肘を曲げ伸ばししたり、肩甲骨を寄せたり、離したり、座ってテレビを見ているときにもできることはたくさんあります。ぜひ気の向くまま、気持ちよく動かしてください。

筋肉を動かすと、血のめぐりもよくなるので、頭もスッキリ、気分もよくなります。

最近は、筋肉は「老後の資産」に数えられる時代で、「貯金より貯筋」などといわれることもあるくらいです。とにかく、じっとしていて、筋肉をさぼらせてばかりいると、資産が減ってもったいない。大事な筋肉が減らないよう、まずは現状維持のために意識的に筋肉を動かしましょう。

大腿四頭筋を「自前のひざサポーター」に変えよう

現状維持ではなく、筋肉を鍛えたい。そんな意欲が出てきたら、歩くときに大切な太ももの前面の筋肉「大腿四頭筋《だいたいしとうきん》」や、「たつみ式・軟骨を減らさない歩き方」のところで紹介した「内転筋」を自前のひざサポーターといえるくらい鍛えていきましょう。

大腿四頭筋を鍛えると、ひざが左右にぐらぐらしなくなります。軟骨のすり減りを防ぎ、「足放り」でできた軟骨を守るために、この安定感は大切。筋トレが「軟骨再生」「痛み解消」「筋力アップ」の三方よしを実現するわけですね。

ひざに負担をかけないでできる筋トレ法を3章で紹介しますので、ぜひ習慣にしてください。

ももの筋トレが全身にいい！ 健康の土台づくりをしよう

筋トレは「やらなきゃとは思うものの、めんどうくさい」とか「大変そうでやる気になれない」という人もいるかもしれません。

たしかに、ラクラクできる運動ではあまり効果がなくて、ちょっとつらい程度のがんばりが必要なのが効果的な筋トレです。

しかし、じつは筋トレ習慣をもつと、一石二鳥的にいくつも効果が期待できるので、あれこれやらずにすみ、案外めんどうくさくはないんです！

というのも、筋肉は筋肉を包む「筋膜」でからだじゅうつながっているので、脚の筋肉を鍛えるだけで、その他の筋肉にも栄養が行き渡るメカニズムがあります。

つまり「自分にとってメリットが大きい筋肉」「鍛えやすい筋肉」を鍛えたら、全身の筋肉にいい！　ひざに痛みや不安がある人なら大腿四頭筋や内転筋を鍛えるのが最適です。

そして筋トレをすると、体内のコレステロールを原料として男性ホルモン（テストステロン）が生産され、筋肉量の増加を促します。

男性ホルモンと呼ばれていても、健康なからだを維持するために女性にも欠かせないのがテストステロン。男性は精巣で、女性では副腎や卵巣で産生されるのですが、年齢を重ねるにつれ、とくに更年期と呼ばれる年代から生産量は低下してしまいます。

それは精神的活力の低下につながるとされているので、筋トレ習慣でテストステロンの生産を促すことが、筋肉量や活動量の維持のために必要ですね。

筋肉痛が出たらしめたもの！　筋肉再生を喜ぼう

久しぶりに筋トレをすると、翌日や翌々日に「筋肉痛」の症状が出るかもしれません。ひざの痛みをとりたいから筋トレをしたというのに、脚全体が痛くなってしまうなんて！

そんなふうに嘆かず、むしろ「筋トレの効果があった証拠」とぜひ喜んでください。

筋肉は使わないでいると、脂肪に変わります（脂肪変性）。再び筋トレをすると、免疫細胞が脂肪を食べて、赤い筋肉に生まれ変わります。そのときの痛みが筋肉痛です。筋トレ以前は脂肪たっぷりのいわば〝霜降り肉〟だったところが、今度は引き締まった〝高級赤身肉〟になるんです。

筋肉痛の場合は、痛みが出ているときも運動を続けて大丈夫です。

筋肉痛は修復メカニズムをはたらかせるため、脳に「痛い」と伝達しているはたらきで、一過性の痛みです。

「しめしめ！」と、痛みさえ喜んで運動を続けた人には立派な筋肉ができます。筋肉痛を言い訳に筋トレをさぼると、霜降り肉に戻ってしまいます。

たつみ式「軟骨への負担を減らす減量術」

手術しかない患者の「3割」が減量でひざ痛を卒業

何度かお伝えしているとおり、人が一歩を踏み出すそのとき、ひざには「平地を歩くときは体重の5倍」「階段を降りるときには体重の8倍」の荷重がかかります。体重が重いほど、ひざの負担は大きくなるわけですね。

ですから、自分の適正体重を保つことも大切です。

僕の以前の患者さんのデータを紹介すると、**手術しかないと思っていた全患者さんの約3割が「体重5~10キロ減」を保つことで痛みを解消し、手術をしないまま、数年後、治療を卒業されました。**

つまり、この3割の人たちの場合、ひざ痛の一因として「適正体重超過」があった、といえます。体重5キロ減ということは、平地を歩くとき25キロ（5キロ×5倍）の荷重が減ったことになるので、傷んでいる軟骨にとっては大きな差になるのです。

また、適正体重を大幅に上回っているような場合、たいていおなか周りに脂肪がたくさんついているでしょう。脂肪のおかげで血行は悪くなり、内臓も普段の仕事ができず、全身の健康被害に通じます。夕方になると下肢がむくみやすくなります。

とくにおなかの内臓脂肪は、足からの血液が心臓へ帰る道の途中で「邪魔」になります。足から上がってきた静脈が、あと40センチで心臓だというところで、おなかが出ていると静脈がへしゃげていて、上がれないのです。それでまた足へと逆流して、足が浮腫《むく》みます。

夕方4時を過ぎると、ふくらはぎが張ってくる人、夜中によく足がつる人、ひざ裏にムクムク静脈が浮き出ている人は、自分のおなかをチェックしてみてください。足から還ってくる血液の邪魔をしていませんか？

さらに悪影響は姿勢にも及びます。突き出たおなかのせいで、腰椎や骨盤が後方へ傾きやすくなります。骨盤が後ろに傾く「後傾」となると、先に「頭が前に出ることの弊害」でも紹介したとおり、大腿骨が外にねじれ、ひざの関節は伸ばしにくくなって、O脚を悪化させます。

自分で「体重が重いことがひざの負担を大きくしている」と思うなら、まず5キロ減量

しましょう。自分にとっての「適正体重」は簡単な計算式で出せますから、計算して目標にするのもいいですね。

計算式　身長（m）×身長（m）×22

例：身長が150cmの人の場合、1・5×1・5×22＝49・5kg

身長が165cmの人の場合、1・65×1・65×22＝59・8kg

運動より現実的な「食べすぎない」ダイエットを

適正体重に戻すためのダイエットというと、「運動してやせなくちゃ」と考えるかもしれませんが、これはひざに痛みや不安がある人にはあまり現実的なことではありません。

体重は貯金通帳と同じです。入金をすれば残高（体重）は増えます。お金を引き出せば、残高（体重）は減りますね。つまり体重は食べることで増えます。運動したり、考えごとをしたり、からだがエネルギーを使えば減るのですが、むずかしいです。

さらに、運動で消費する熱量というのは、意外と少ないので効率が悪い。

たとえば、ラジオ体操5分は約20kcalを消費するとされています。単純計算で朝夕2回、

5日やって200kcal、おおむねピザ1切れ分の熱量消費です。

もっと負荷の高い運動ができたら……、スロージョギング30分くらいで約200kcal消費となります。しかし「30分もよう走れん！」という場合、ピザ1切れ、食べるのを控えるほうがラクで、現実的です。

消費量を増やすより「入ってくる量」を減らすほうが効率はいい、と思いませんか？

食べる量を減らせない人の多くは、ちゃんと食べないと栄養がとれない、病気になると思い込んでいますが、現代はまったく逆、食べすぎて病気になっている人がとても多いのです。最近は絶食のよさを書いた本がたくさん出ています。参考にしてみてください。

そこで、まずご自分の食生活を振り返って「食べすぎ」ではないか、何を食べすぎているか点検し、食べすぎが思い当たるようなら、その原因を考えてみましょう。

「ストレスで食べすぎる」悪循環から抜け出そう

腹八分目（適正量）がいいとか、バランスよく食べるのがいいと知っていながら、食べすぎや偏食をしてしまうのはなぜか、原因を考えて対処をしなければ、本当に効率のいいダイエットにならず、成果が出にくいです。

僕が患者さんと対話する中で感じているのは、飽食の現代、ストレスを解消するために必要以上に食べすぎている人が多い、ということです。思い当たりませんか？

ストレスがあると手っ取り早く「多幸感」を得るために脳が食欲をアップさせ、食べすぎになりやすいメカニズムがあります。

【1】ストレス

つらいこと、不快なこと、不満足感

【2】脳の反応

脳下垂体前葉からストレス反応を起こすホルモン分泌

大脳辺縁系からドーパミンが放出され摂食中枢を刺激

【3】食べすぎ、偏食

とくに甘いものを食べると、快感中枢が刺激されて一時的に満足感がある

【4】ストレス

満足感は一時的で、それもストレスになる

ざっとこんな流れです。しかし、「食べたいものを食べる」としても、不満感からの食行動は、本当の満足感にはつながりにくい。たとえ食事の内容はつつましいものでも、大切な人と、楽しく食卓を囲むような食行動こそ、満足感につながるでしょう。

そして、ストレスを生じさせた状況や環境の問題は放置されたままなので、根本的な解決にはなりません。悪循環になり、食べすぎが原因となって起きやすい糖尿病や脂質異常症、動脈硬化などにつながります。

ストレスからのドカ食いが思い当たったら、いのちの糧となる食行動をストレスから引き離し、ストレスは根本解決をめざして、別の行動で解消することを考えてみてください。

先にもご紹介した、免疫研究の第一人者、故・安保 徹先生は「**多くの病気の根本的な原因は『過度なストレス』である**」と断言されていました。過度なストレスでからだの免疫反応に変化が起こり、さまざまな症状が出るが、それはからだ（免疫）の失敗ではなく「過度なストレス」に対して免疫が活躍している証拠である、とも。

つまり、問題となる症状があったら、それをなんとかするだけでは根本治療や重症化予防、未病予防にはつながりません。つまり、大本の原因である「過度なストレス」を遠ざける生活に切り換えることが大切だということ。僕も同意見です。

「おなかがペコペコになる日」を楽しんでみませんか？

ストレスからは切り離して、食べすぎない食生活にリセットするために、僕が提案しているのは週に1回の1日断食です。もともとは、体重がどうしても減らない患者さんたちと約束して始めたものでした。

お水やお茶は飲んで大丈夫。朝から夕方4時までに2リットルは水分をとる。コーヒーや紅茶でも、砂糖やミルクを入れなければＯＫです。糖尿病があり、経口血糖降下剤を内服されている人は、その日は丸１日薬を飲まないよう指導します。

僕自身が取り組んだ最初のころ、この1日断食を日曜日に試しました。外来の日は、声が出なくなったらどうしよう、手術の日は手が動かなかったらどうしようと思い、日曜日に決めてやってみました。そして失敗しました。なんと、恥ずかしいことに、隠れて食べてしまいました。何もすることがないお休みの日曜日には、消しゴムを見ても、おいしそうに見えるのです。

初めて成功したのは、一週間でもっとも忙しい手術日にしたときでした。朝ブラック珈琲だけを飲んで病院へ行き、午前の手術は快調でした。みんな同僚がランチへ行ってる間に、僕は一人、点滴データを入力したり、手術の作図をしたり。さぁ心配していた午後の手術ですが――なんと、集中力が上がって、普段より早くきれいに決まりました。ただ心電図の音だけが響く静かな手術室の中で、僕のおなかのカエルがギュウウゥ～、クルクルクゥ～と叫び続けて、麻酔科の先生や看護師に大笑いされました。それでも手術はいつもの8割の時間ですんで、結果も100点でした。

その日の夜は疲れてさっさと眠りました。翌朝は、何もなかったかのように、いつものスープを舌の上にのせて、頬ずりするように感謝していただきました。なんておいしいんだろう！　ご飯もたっぷり唾液を出して、口の中でブドウ糖にまで消化したんではと思うほど噛んで胃に送りました。やはり僕は食べることが好きなんだと実感しました。

「しっかり食べないと動けない」は思い込み

おなかいっぱいランチを食べた日の午後を思い出してみてください。お日様の当たる静かな窓辺で、ソファーに座っているとどうでしょうか？　暖かい日差しの中で、頭はこっくりこっくりしてきます。なぜでしょうか？

それは血液の7割は消化吸収で胃と腸へ送られているからです。頭へはほとんど来ないので、眠くなるのです。ランチの後の手術は避けたほうがいいですね。みなさんも手先を使う仕事があるときは、絶食して仕事をしてみてください。きっと体感できると思います。

消化・吸収のエネルギーというのは思う以上に大きいのです。猫や犬は、病気になったら水だけを飲んで、何も食べません。飼い主は「ミィちゃん食べないと病気が治らないわ」とご馳走を並べますが、猫や犬はかしこくて、水だけを飲み、消化・吸収に消費するエネルギーを、すべて自然治癒・病気からの回復に使います。

週に一回の「水だけ絶食」は、そんな貴重な体験ができる、僕からのおすすめです。あなたも、怖がらずに一度気楽に挑戦してみてください。私はもう15年間続けています。17時間、食べないでいると、からだは蓄えられた脂肪を糖に変えてエネルギーとして利用し始めます。また普段、よくはたらいている胃腸を休めることができるのもいいですね。

一日断食していると、グーグーおなかが鳴ってにぎやかです。でもこれは大変よいことです。空腹により、十二指腸からモチリンというホルモンが分泌され、そのはたらきで腸の蠕動《ぜんどう》運動が始まります。翌朝は前の日に何も食べていないのに、ちゃんと宿便が出て、腸は快調になります。

翌朝は普段以上にゆっくり、よく噛んで軽めの朝食をとります。習慣が定着していくうち、食事をとるときには「食べ物」への感謝が深くなり、自然と量が減っていきました。

そして「1日3食とらなければ栄養が足りない」「しっかり食べなければ働けない」といった固定観念にしばられていただけで、それは自分にとって快適ではなかったことに気づきます。湘南時代から、いまに続く僕の「手術日＝空腹の日」習慣です。一宮に来てからは、手術の日のうち火曜日を1日断食の日にしています。

このことを話すと、患者さんの多くは「そんなんぜったいムリ〜」と叫んだり、うつむいたり、急に話題を変えようとしたり……（笑）。それでも僕は提案してみます。50年、60年生きてきて一度も自発的に絶食したことがないなら、「○歳にして初体験」を楽しむような気持ちで挑戦してみるのはどうでしょう？

前著にも書きましたが、やったこともないのに、ムリと決めつけるのは、自分もまだ知らない能力やチャンスをふいにするかもしれない、もったいないこと！

僕は、すべての物事は自分次第であり、意識こそからだを動かしている——だから意識が「できる」「そうなる」に改まったら、できないことなんてない、と思っています。昨日と違う自分に変わるのは誰でも少し怖いけれど、意識を改めて新しい自分になれたら、「これまでにない結果」につながります。

変わらないこと、昨日までと同じことをしている、というのをコンフォートゾーン（安心できる場所）に留まるといいます。誰しもそれが予想がついて安心できるのです。しかし自分の生活習慣を変えようという大きな目標を持つなら、コンフォートゾーンから、勇気を持って飛び出してみなければなりません。

ひざ痛を変えたかったら、自分が変わること。昨日と同じ歩き方や食べ方をしないことが、きっと違う明日を連れてくる！

そんな話を聞き、「試しにやってみよう」「つらいけど、ひとまず3か月だけやってみよう」「自分流の断食習慣で食事を控えよう」などと意識を変え、行動を変えて減量に成功した人がたくさんいらして、痛みを解消し、保存療法の成果を体現してくれています。

この項の冒頭にも書いたとおり、ひざの手術しかないと来院した患者さんのうちの約3割の人たちが、体重5キロ減により心身ともに身軽になって、笑顔で治療を卒業します。中には3か月で15キロも減量してスタッフを驚かせた人もいます。ゲッソリとしているのではと思うでしょう？　それが正反対で、スッキリさわやかな笑顔で来院されました。

患者さんは「手術を覚悟していたのに、奇跡的！」などと言いますが、僕は「患者さん自ら意識を変え、行動した当然の結果や」と思い、心から敬い、祝福しています。なお、僕自身が健康のため、一日断食のほかに食事で気をつけていることは4章で紹介しますので参考にしてください。

たっぷり唾液でゆっくり食べよう

食べる量を控えながら、胃腸が消化しやすいように食べることも気をつけてみましょう。ポイントは2つ。「ゆっくりよく噛んで食べる」と「15秒つばルールで食べる」です。

「よく噛んで食べなさい！」とはみなさん、子どものころ、お母さんやお祖母さんからよく言われたかもしれませんね。本当に大事なこと。でも、忙しいとついかきこむように食事してしまうでしょう。しかし、早食いは満足感にいたらぬまま量を食べてしまうので、ダイエットの天敵です。意識的に改めていきましょう。

よく噛んで食べることの大事な意味は「唾液とよく混ぜて胃に送る」ことです。唾液は、食事の消化と吸収に、とても大切な役割を果たします。

唾液のほとんどは水分ですが、「安全に食べ、味わい、食べ物を胃に送り、消化して、栄養を吸収する」全工程に欠かせない多くの成分を含んでいます。また、体内のpH（ペーハー）を調整する成分で、強い酸性やアルカリ性に傾かないようにする緩衝作用がありま す。

また、食物に含まれるばい菌やウイルスから守ってくれる、免疫グロブリンやディフェンシン（抗微生物ペプチド）も含んでいます。

そんな唾液ですが、早食いの人は、唾液がきちんと出ていません。しっかり唾液を出す食べ方として提案しているのが、前著にも書いた「15秒つばルール」です。

これは食べ物を舌の上に置いた状態で、噛み始めるまで15秒待ち、十分に唾液が出てから噛んで食べるというもの。

食べ物を舌にのせると、即座に唾液が出てくるのを感じると思いますが、噛むのをぐっとこらえて、さらに唾液が出てくるのを待ちましょう。これが早食いの方には効果テキメンです。15秒が待てない人は10秒でも大丈夫です。

ひと口があまり大きいと待てませんから口にする量は控えめに。たっぷり唾液が出たら、よく噛んで召し上がれ。このように食べて、食べ物から栄養をきちんととることができれば、食べすぎることなく満腹感が得られます。

「ながら食い」も、噛まずに丸のみすることが増えるので、なるべく控えましょう。食べることに集中して、ゆっくり噛み、味わうことが滋養につながります。

唾液は「耳下腺《じかせん》」「顎下腺《がっかせん》」「舌下腺《ぜっかせん》」の3つからおもに分泌されます。軽く指で押さえマッサージすることも、その分泌に効果があります。次ページに図で示しましたので、試してみてください。

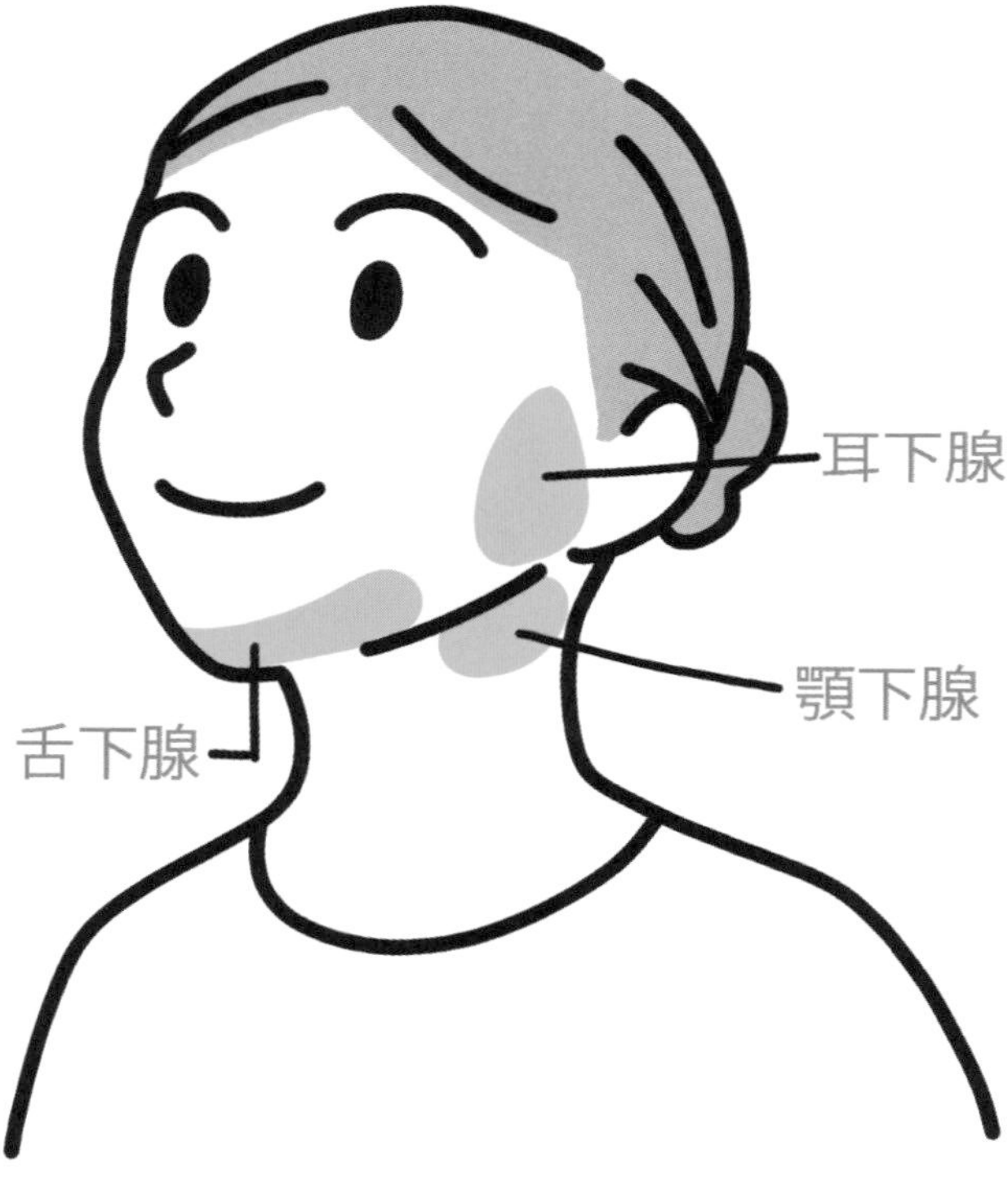
耳下腺
顎下腺
舌下腺

たつみ式「からだを変える心の持ち方」

「すぐ治そう」より「本当に治そう」と考えよう

この項でお伝えすることは、ひざ痛に限らず、さまざまな病気の治療に当てはまることだと考えてください。

多くの病気は、その人の人生に、「ちょっと待って」「立ち止まって考えてみて」と伝えるサインである――僕はそう確信するようになりました。というのも、大きな病気やケガを乗り越えた方はみな、「そこで人生が変わった」と話されます。それが、事故でもひざ痛でも、がんでも同じです。

この本は『100年ひざ』ですから、まずはひざを中心にお伝えしていきますね。

まず、ひざの痛みや不安というのは、急にこつ然と現れるわけではありません。

多くの場合、5年、10年かけて、それは重症化してきたわけです。それなのに、痛くて歩けなくなると「すぐ治りたい」と思う。その心情は僕も理解できますが、それは、本当に「治そう」と思ったら、無理難題というものです。

昔の人はそれを知っていて、養生の教えを大事にして、現代より大らかに暮らしていたのではないかと思います。そもそもすぐに治す術もなく、寿命も短かった。

しかし人生100年時代となった現代は「すぐ治して」と医療を頼れば、すぐに症状を軽減する「対症療法」に行き着きます。痛み止めを飲んだら痛みが消えて、治ったように思う。すると患者さんも医療者も忙しいから、「ま、いいか」と次のことに目が行って、からだに無理を強いる。けれど、治ったわけではありません。

先にも書いたとおり、痛みだけ止めて、普段どおりの生活ができるようになってしまうから、軟骨がさらに破壊され、痛みは再発して、悪化させてしまう。

ですから、僕はひざが悪くなった原因を考え、原因が生活にあったら「医療を頼るだけではなく、生活を変えよう」と、意識を変えることが肝心だと繰り返しお伝えしています。

なんで「ひざ痛」になったんだろう？

20年前には痛くなかったひざが痛くなったら、そこには、必ず原因があります。

農作業で前にかがむ時間が長く、猫背になった。

人の倍はたらいて、ストレス解消で、ついお菓子を食べすぎ、肥えた。

パソコンの前に一日座りっぱなし、気づいたら学生時代よりウエスト20㎝増。みなさん一生懸命に生きてきた結果だから、振り返って悔やんだり、自分を責めたりすることはありません。ただ冷静に、原因を考えてみてほしいのです。

自分に向き合うことでそれがわかります。そして、自分で「元に戻そう、戻ろう」という意識に変えないことには、根本的には治りません。

誰かに治してもらおうと人まかせに思っていると、対症療法に引っかかり、症状は再発してしまいます。

意識を変えたとき「治る力」は発動する

病気の治療も人生の一部。主人公はその人自身のはずなのに、その人がいない。

一方、「戻ろう」と意識が変わった人は自分がいる。病気とも和して、人生の中心にいる。そのときに必ず治る力が出てくる。

僕はたくさんの患者さんを診てきてそう思っているのです。

そして、病気など人生における重大な問題は、その人の人生のターニングポイントに気づくために、必然的に起こるのではないか——そうも思います。

僕自身も、大事故で生死の境から3度戻った経験があり、最初の事故が医者を志したきっかけにもなったので、自分ごととしてその実感があるのです。

「そのとき」をどう乗り越えるかは、その後どう生きるかに通じています。

自分のからだに向き合って、原因を考えて、対処していく。

「原因」を正せば、病気という「結果」は変わる。アドバイスをもらう医者や医療専門職を活用して、自分が選んだ治療法で乗り越えていく。

自分の治る力を信じられたら、選べるし、責任が持てます。そんなふうに真剣に自分を生きていたら、必要なもの（情報や治療）とは必ず出会えると僕は信じているのです。

僕からのさまざまな提案も「選択肢のひとつ」ですね。

この本を手に取っていただけたので、ご縁はあったのです。ただの偶然とは思いません。だから、最良の結果につながるご縁になることを願っています。

3章

やってみよう！たつみ式軟骨体操

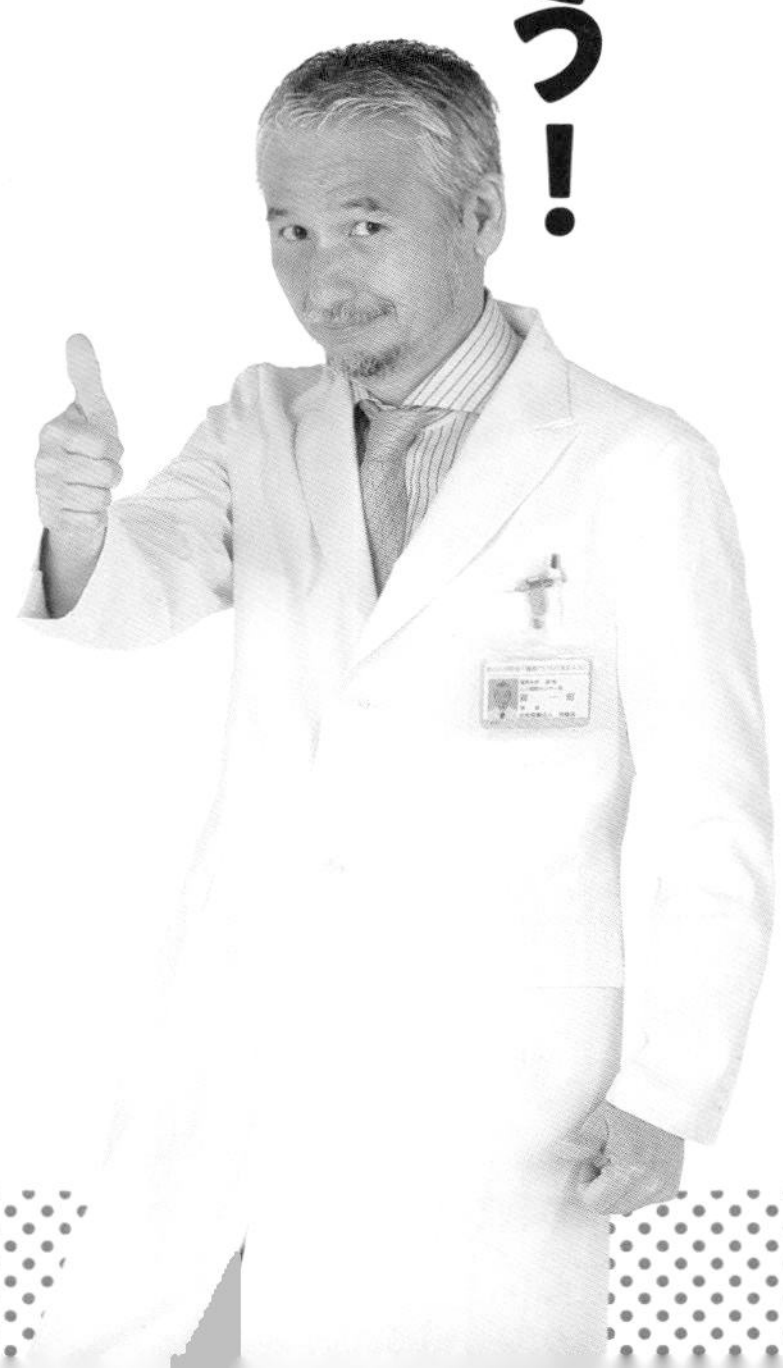

減った軟骨を「自力で」増やす

寝起き

座りっぱなしの後

「足放《ほう》り体操」

ひざ痛不安のある人に一番大事な習慣！
イスやベッドサイドに腰かけて、
毎朝、足を放って1日を始めます。
急な立ち上がりの前には必ず！

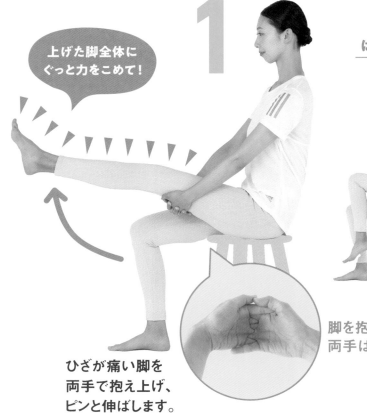

1

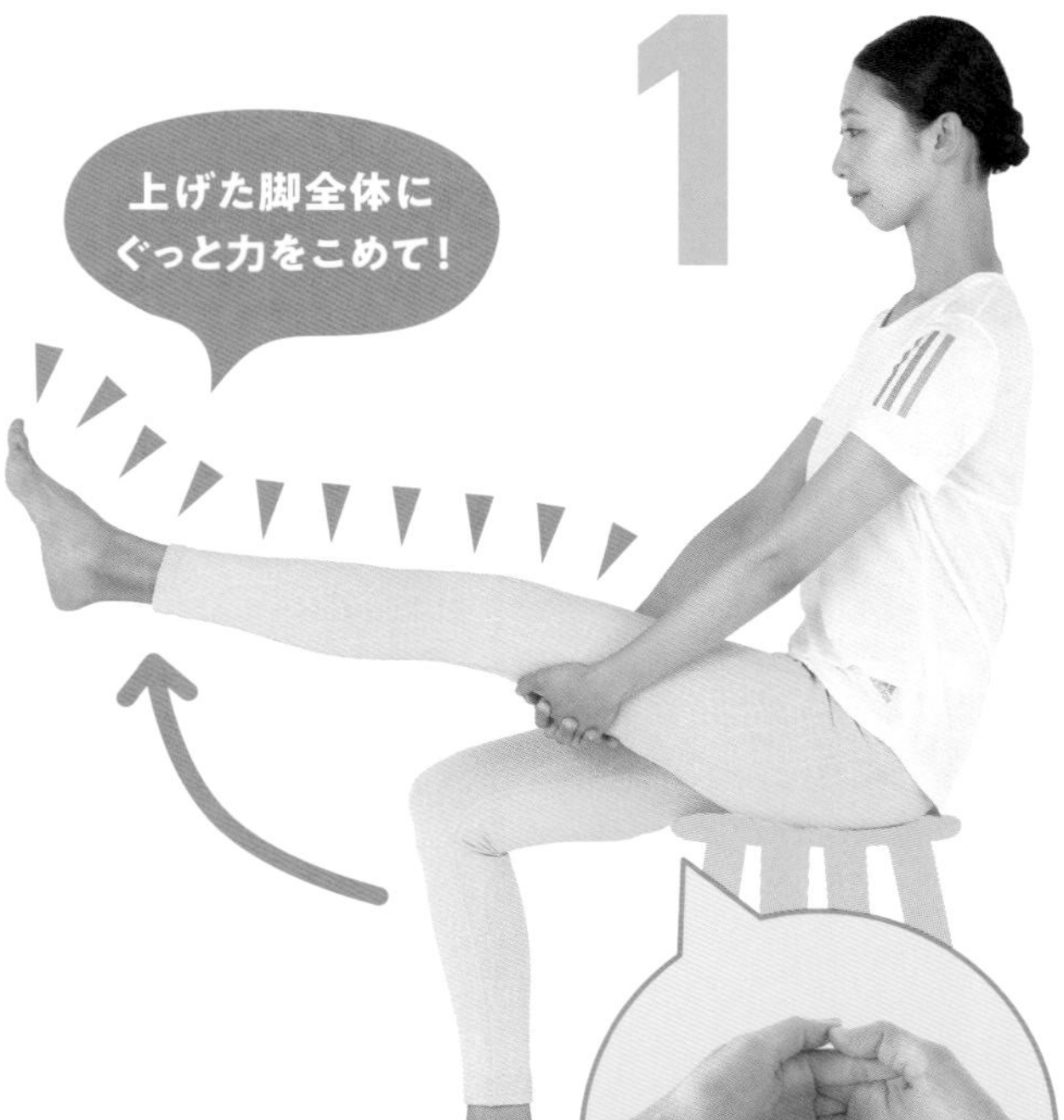

はじめの姿勢

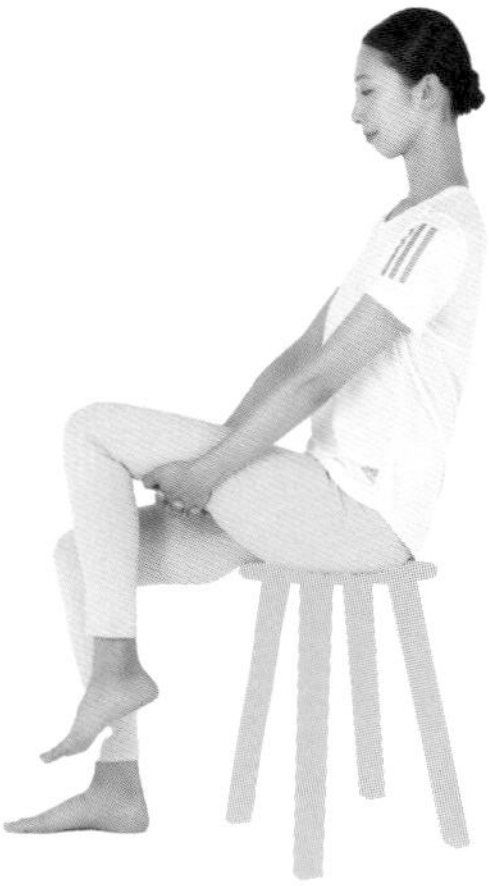

脚を抱え上げる
両手は指を組みましょう

ひざが痛い脚を
両手で抱え上げ、
ピンと伸ばします。

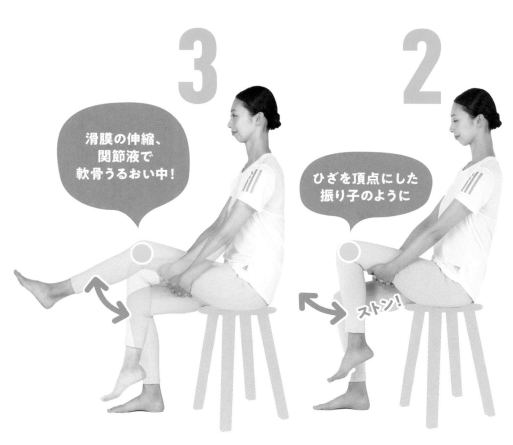

2

ひざを頂点にした
振り子のように

ピンと伸ばした
太ももの力を抜くと、
脚がストンと落ちて
ぶらぶら揺れます。

3

滑膜の伸縮、
関節液で
軟骨うるおい中!

振り子の揺れを止めないように、
両腕の力で下腿を振り続けます。
腕の力で揺らすこと。
太ももは脱力したままで。

足指関節ほぐし

軟骨お守り歩きの前に、
足が大地をしっかりとらえられるよう、
しっかり立つための足指をつくります。

**足の親指と人さし指を持ち、
前後にストレッチします。
次は人さし指と中指、というふうに、
小指まで順に行います。
見えている指先だけでなく、
中足骨まで動かすイメージで。**

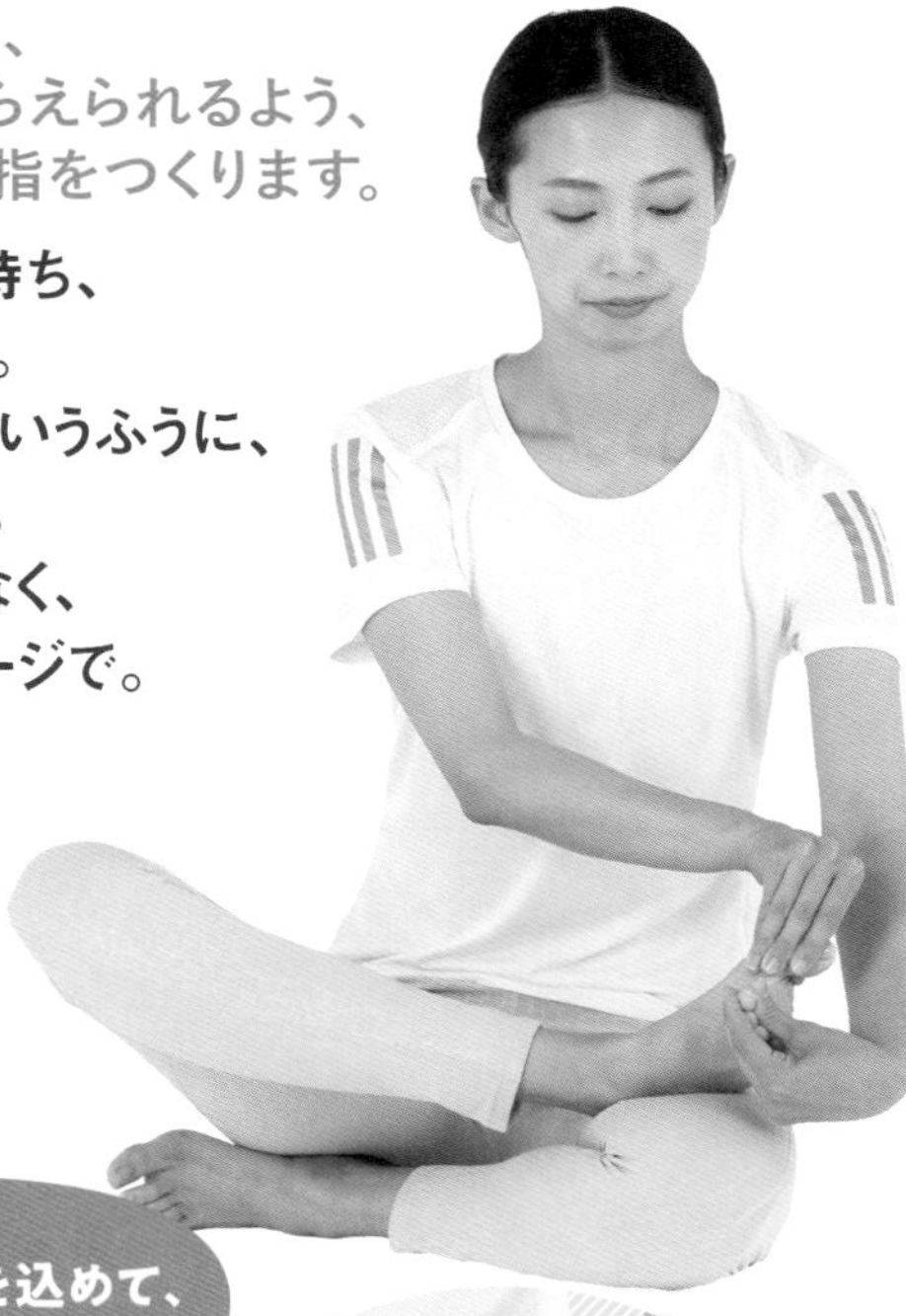

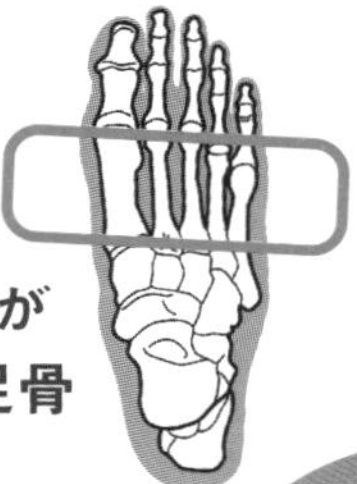

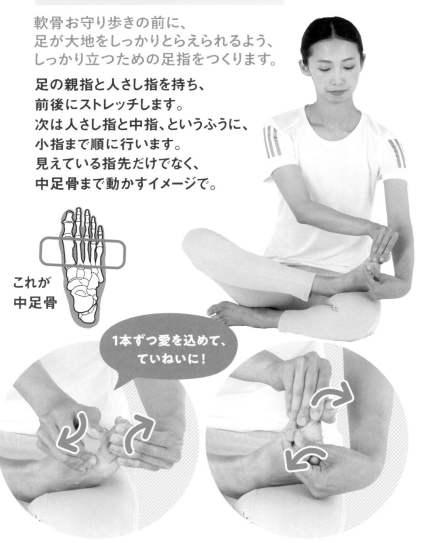

これが
中足骨

1本ずつ愛を込めて、
ていねいに！

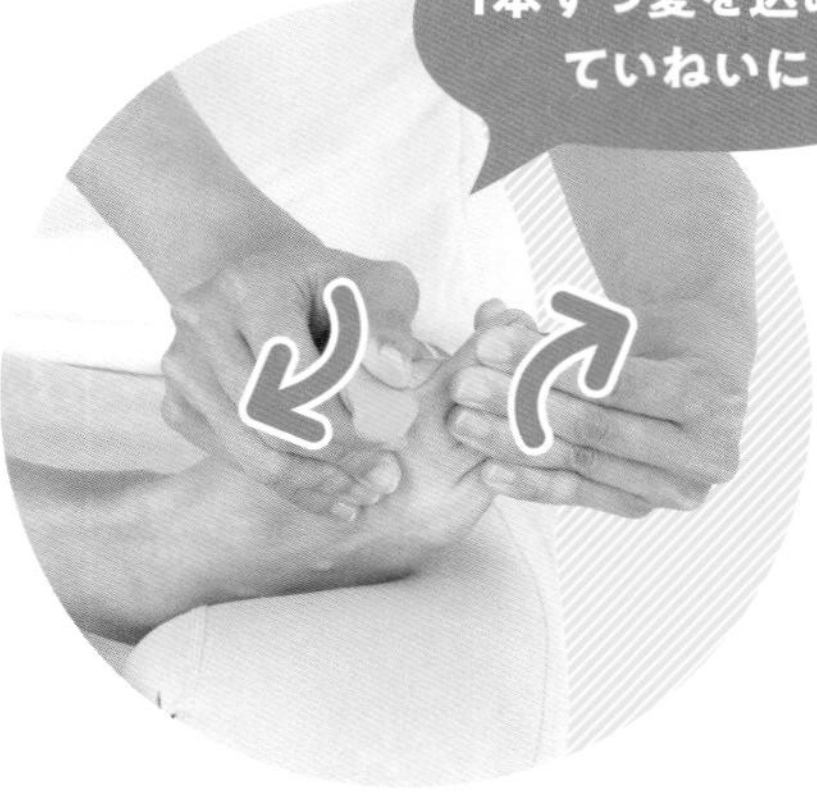

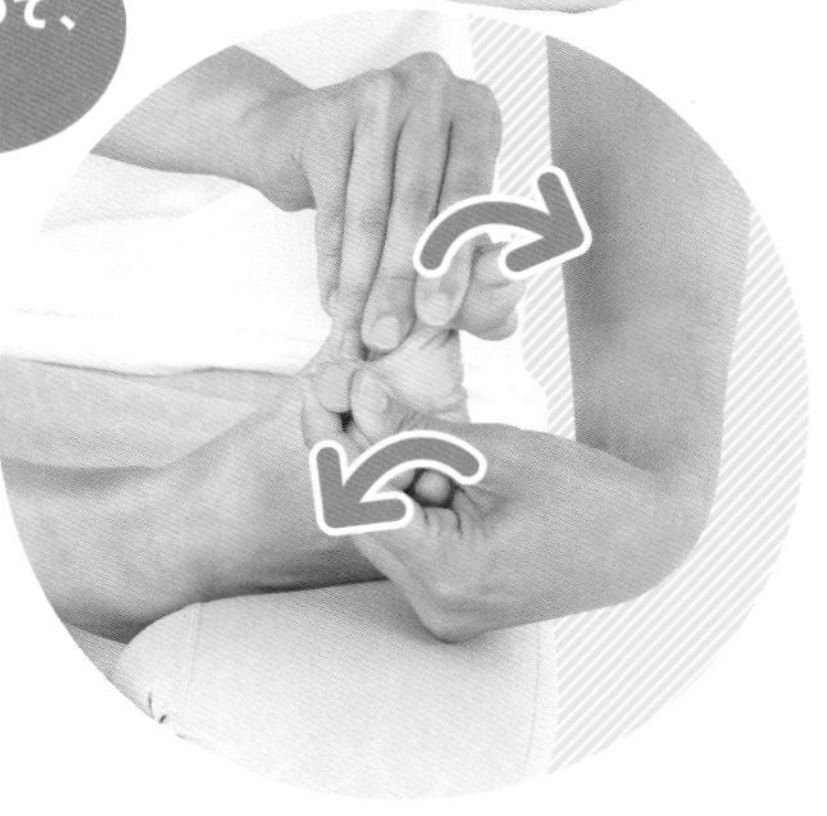

足指せんす

足指は本来、手の指と同じように動かせるものです。
動いてこそ、いざというときに踏ん張りがきき、
転倒予防にも効果的です！

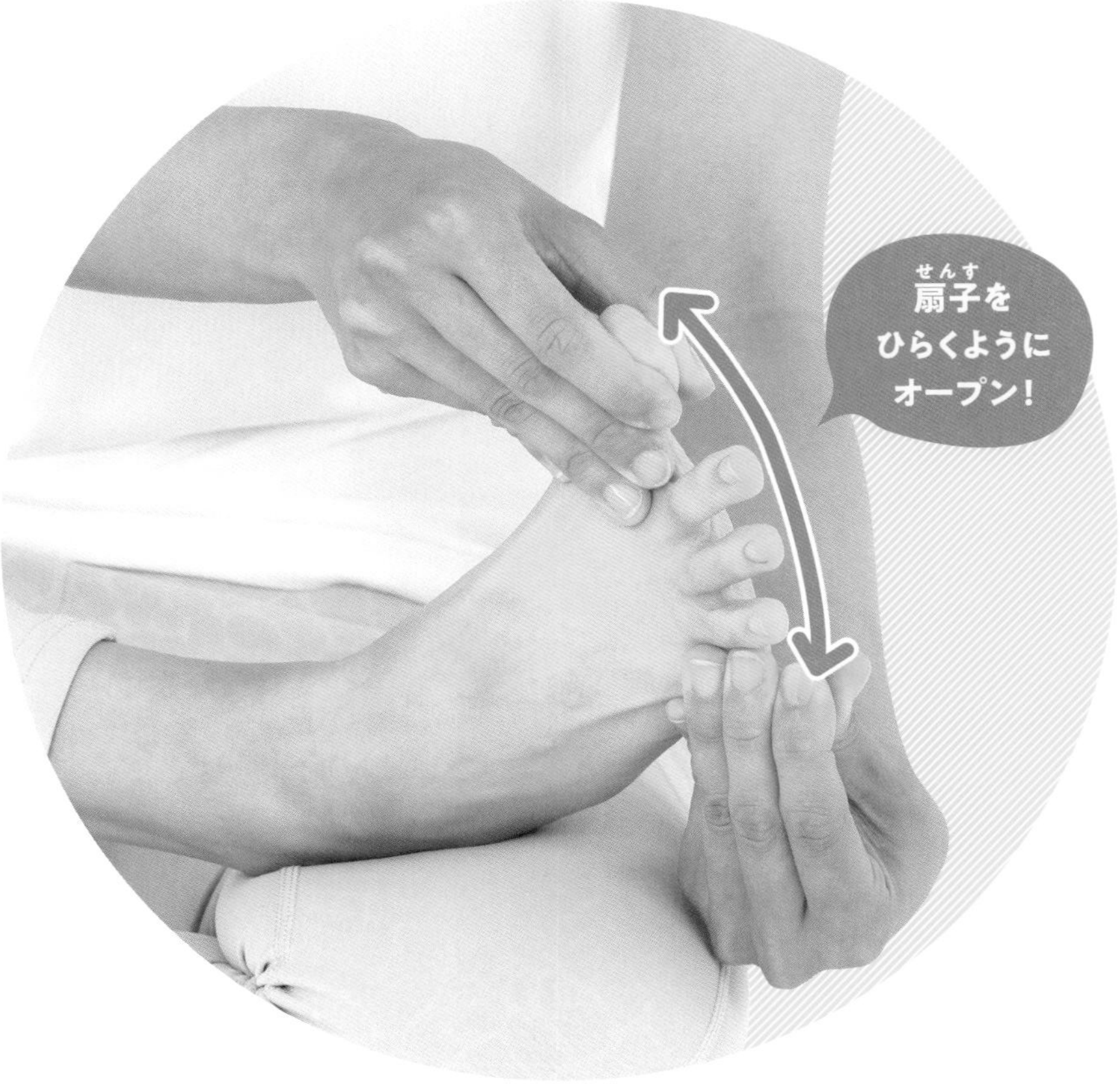

5本の足指をせんすのように思い切り広げます。

手足で握手

地面をとらえる力をしっかりつけましょう。
手の指だけでなく、足指から握り返す力を
しっかりと込めてください。

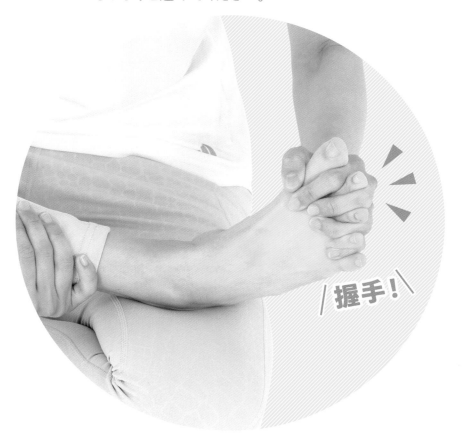

手の指を足指の間に入れたら、
手のひらを足の裏にぴたっとつけ、しっかり握手します。
大きく右回り、続いて左回りと、5回ずつ足首の関節を回します。

足関節しぼり

ひざと同様、クッションの役割を果たすのが
土踏まずのアーチです。
アーチを保つには2つの足関節の柔軟性が大切です！

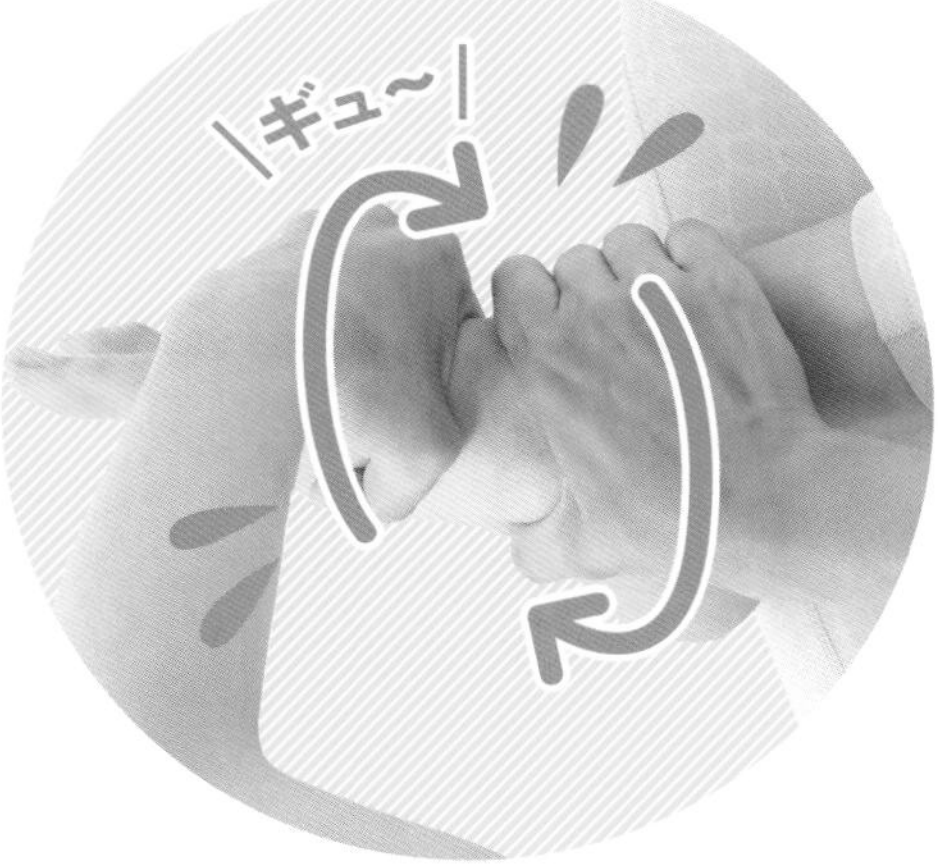

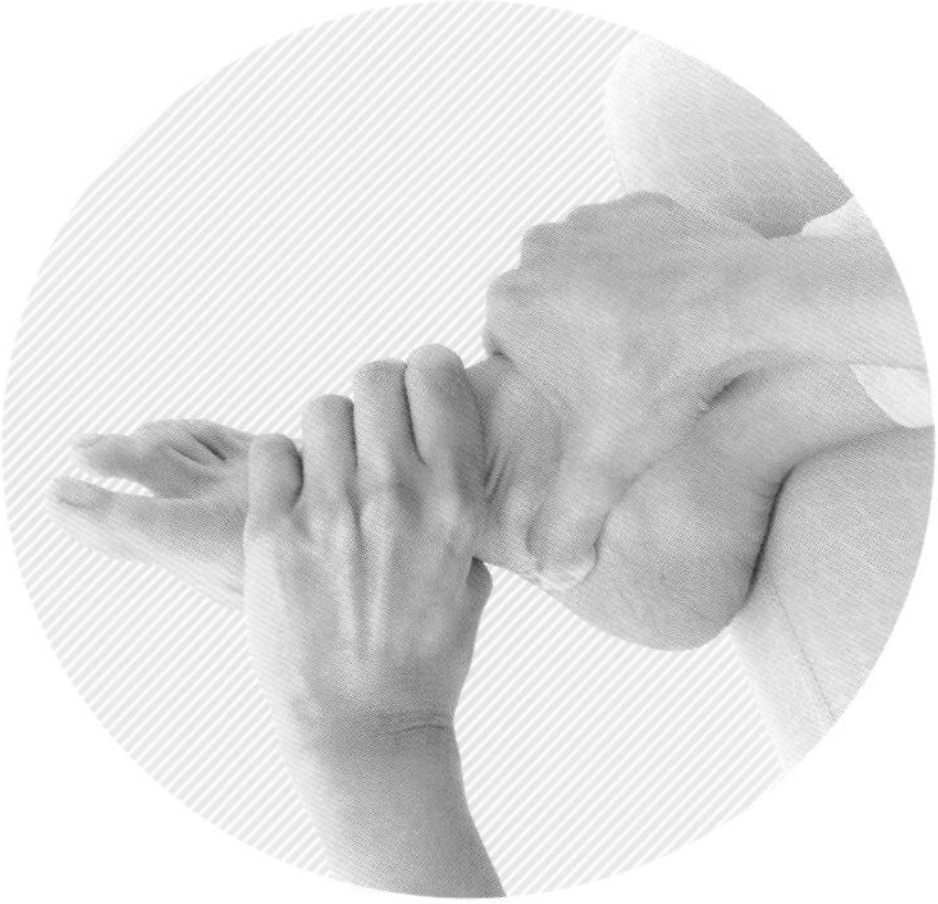

足の土踏まずあたりを両手でつかみ、
雑巾をしぼる要領でやさしくひねります。
無理に大きく動かさず、できるところまででOKです。

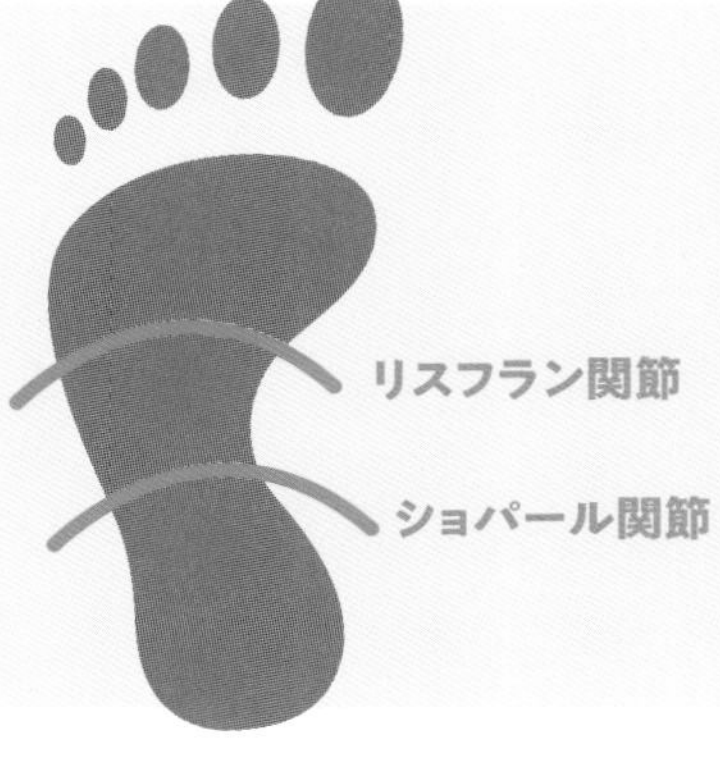

リスフラン関節とショパール関節は、土踏まずのアーチを保つ役割をしています。リスフラン関節は、5本の足指の骨と足の甲の骨の間にあり、足の構造上の中心です。ショパール関節は、足のアーチのしなりを補助しています。

O脚さんの軟骨を守る！

「内もも歩き」

O脚さんはまず「親指重心」の感覚をつかむことから。
歩くときには内ももを意識し、内転筋を使って、
「かかと着地〜親指重心」の
歩き方をマスターしましょう。

はじめに

親指重心レッスン

1

イスに浅く腰かけ、
両足は肩幅程度に開きます。
足の位置は膝の真下に。

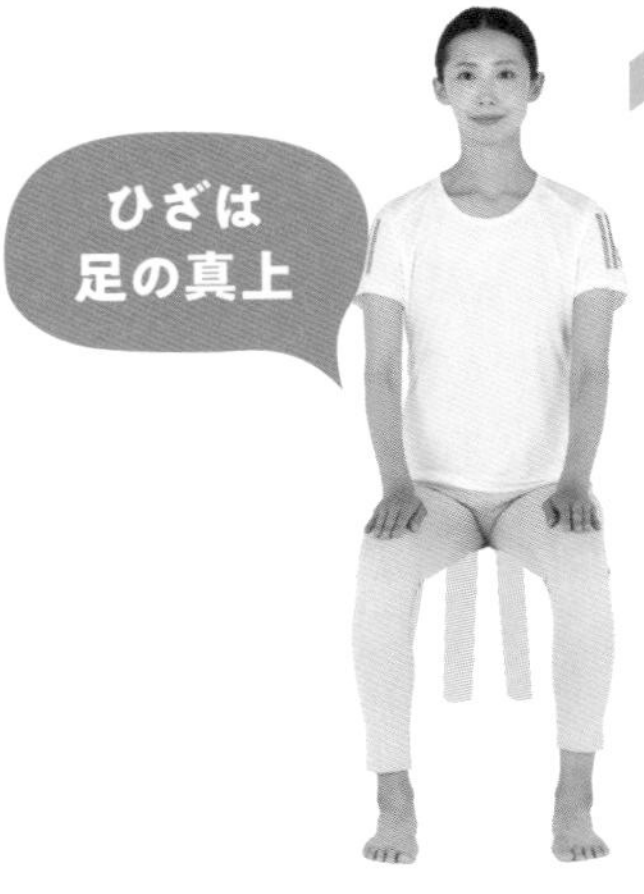

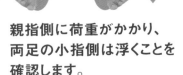

2

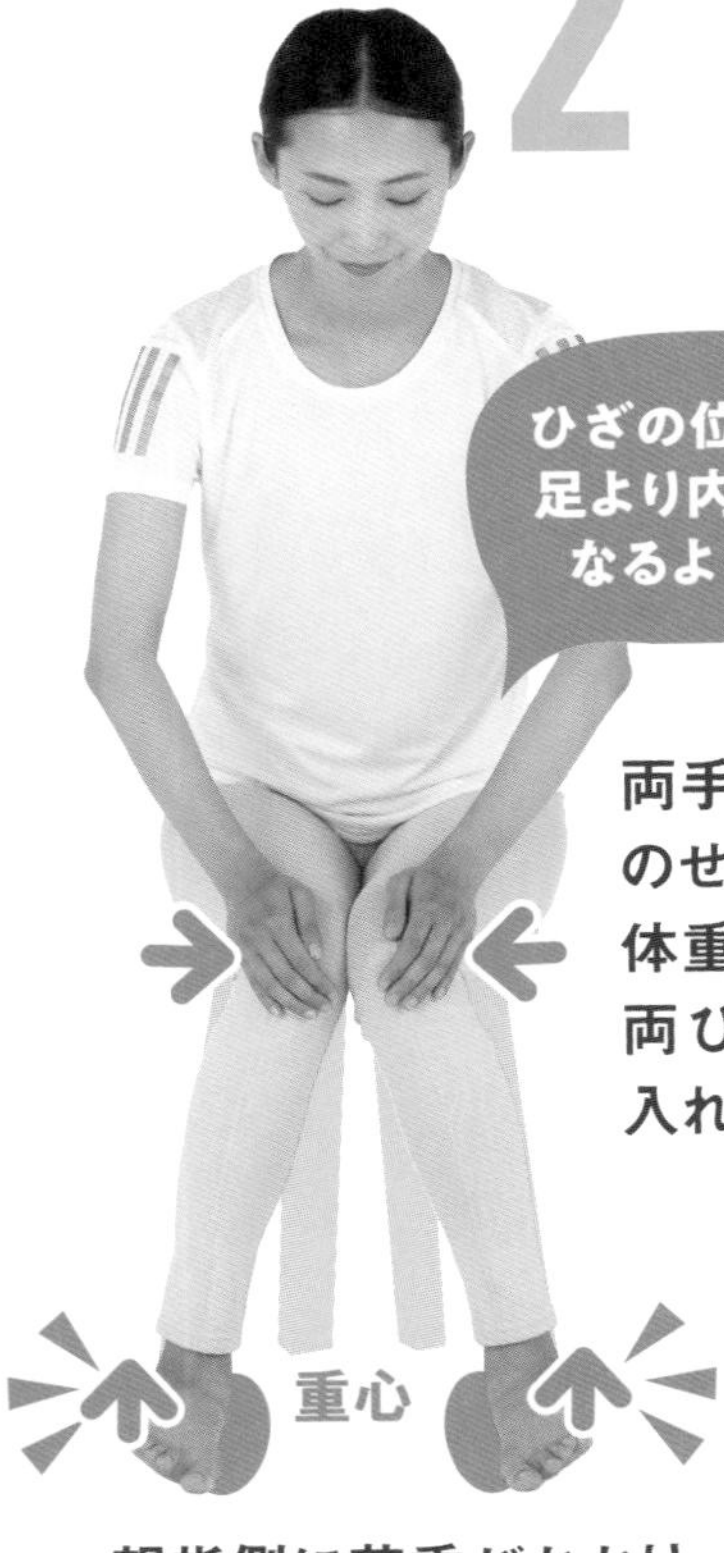

両手をひざに
のせて上半身の
体重をかけた後、
両ひざを内側に
入れます。

親指側に荷重がかかり、
両足の小指側は浮くことを
確認します。

つづいて
歩いてみましょう！

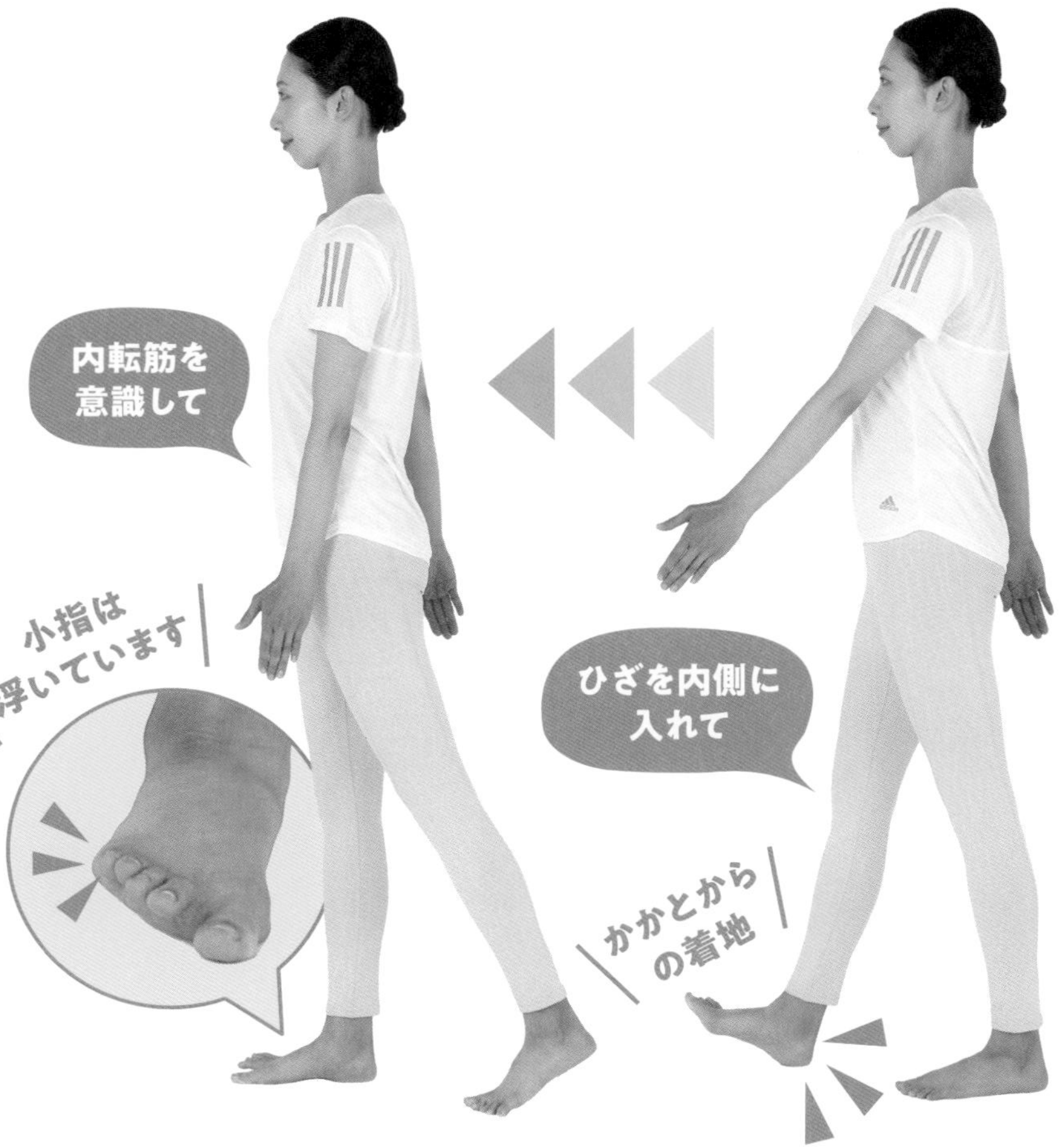

かかとをつけた後、体重を乗せる際、
ひざの位置が足より内側に
あることを確認します。

X脚さんの軟骨を守る!

「一直線歩き」

X脚さんはまず「小指重心」の感覚をつかむことから。
歩くときには後ろ足を前足の前に出す
「一直線」の歩き方をマスターしましょう。

はじめに

小指重心レッスン

1

イスに浅く腰かけ、
両足はひらかず
そろえます。

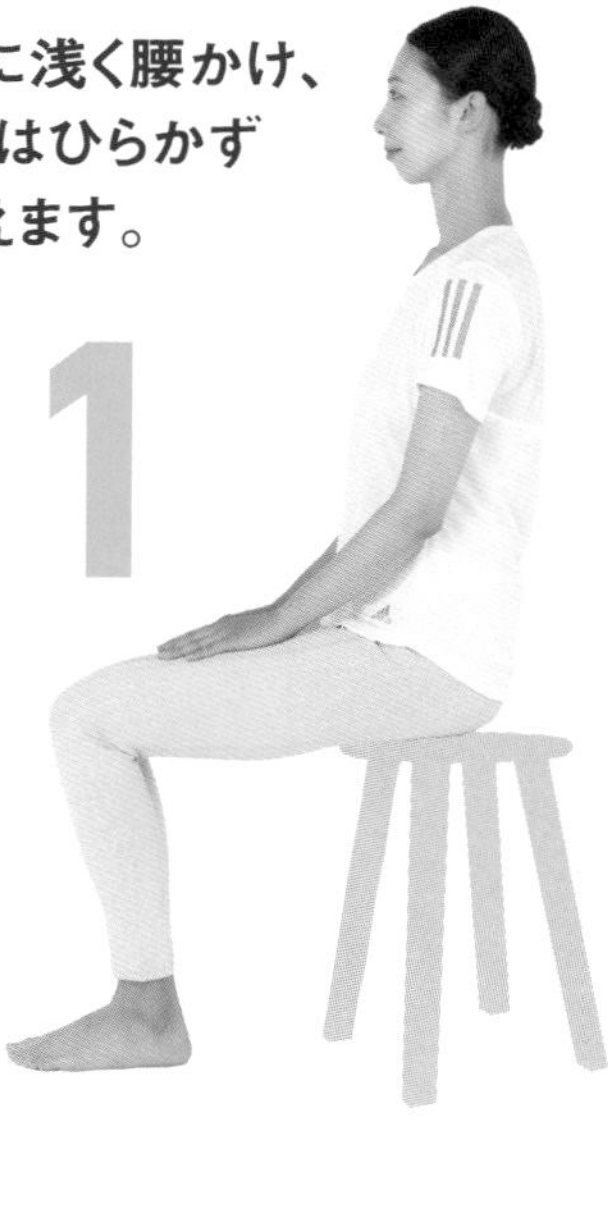

2

両ひざを外側へ押し、両足の親指が
自然に浮いて、小指側に重心が
かかっていることを確認します。

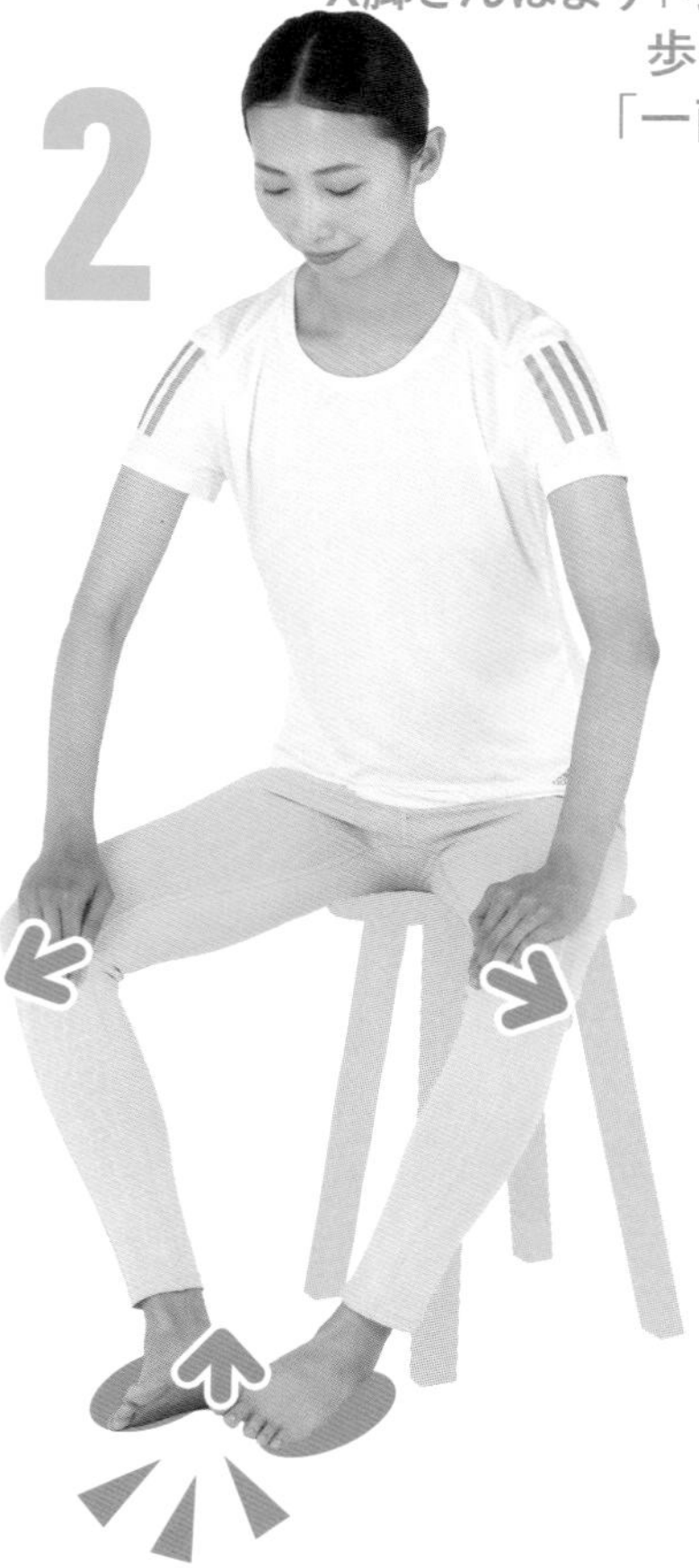

つづいて
歩いてみましょう！

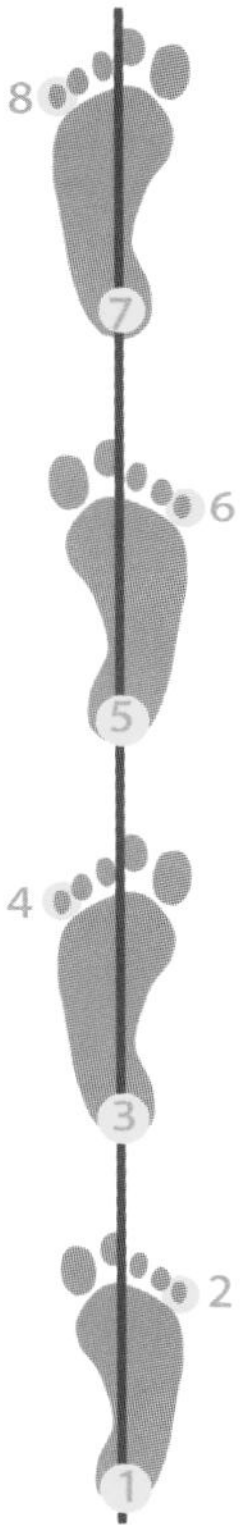

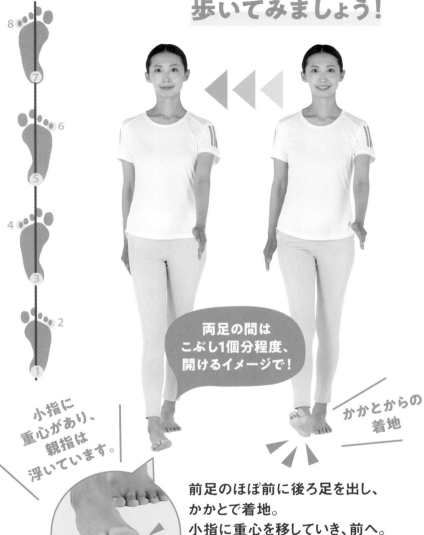

両足の間は
こぶし1個分程度、
開けるイメージで！
かかとからの
着地

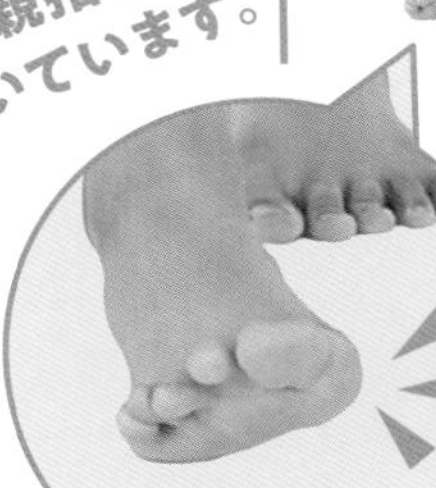

前足のほぼ前に後ろ足を出し、
かかとで着地。
小指に重心を移していき、前へ。
それだけ意識すれば、
自然に一直線上を歩けます。

筋肉強化、まずはこれから！

「世界一簡単な筋トレ」

いつでも
どこでも
何度でも

むずかしくなくてすぐできる筋トレ！
いつでも思い出したときに、即、筋肉を動かしましょう。
目立たない運動ですから、
人前でもこっそり筋肉を鍛えられます。
全身の血のめぐりをよくする効果もあります！

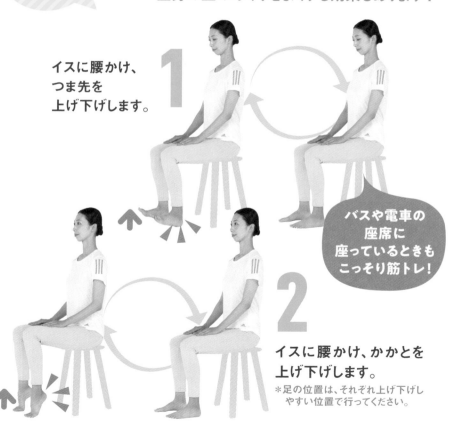

1

イスに腰かけ、
つま先を
上げ下げします。

バスや電車の
座席に
座っているときも
こっそり筋トレ！

2

イスに腰かけ、かかとを
上げ下げします。

＊足の位置は、それぞれ上げ下げし
やすい位置で行ってください。

軟骨保護

寝転んだまま内もも活性！

「内転筋体操」

最初は
10回を目安に
慣れてきたら
30回～40回を
目標に。

O脚さん用「内もも歩き」で使う
内転筋を鍛えるトレーニング法です。
X脚さんにも、内転筋を鍛えることは
健康づくりに役立ちますのでぜひ習慣に！
寝転んでできるので、隙間時間にちょいちょいやりましょう。

1

横を向いて寝転びます。
腕はラクな位置でOK！
上側の脚は前に、ひざを曲げます。
下側の脚はまっすぐのばして。

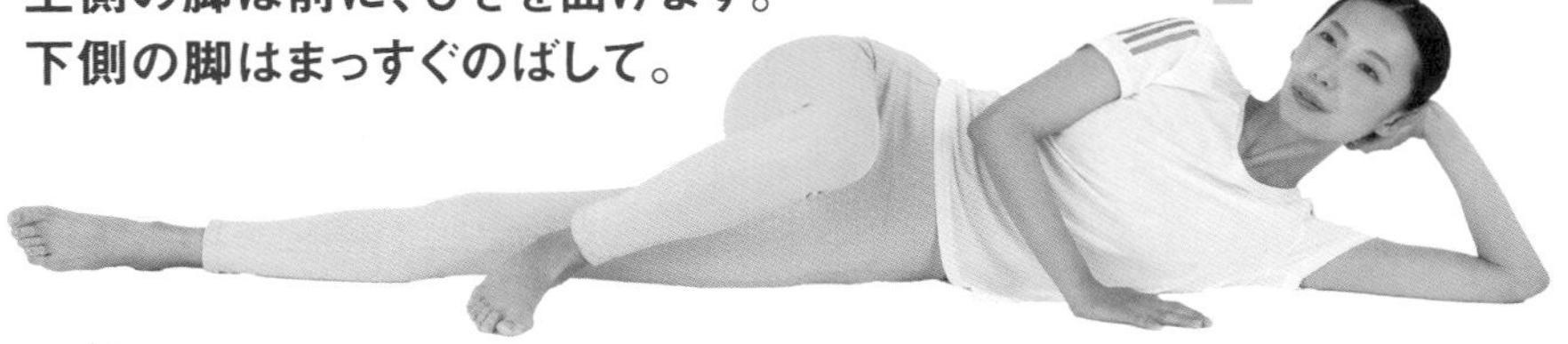

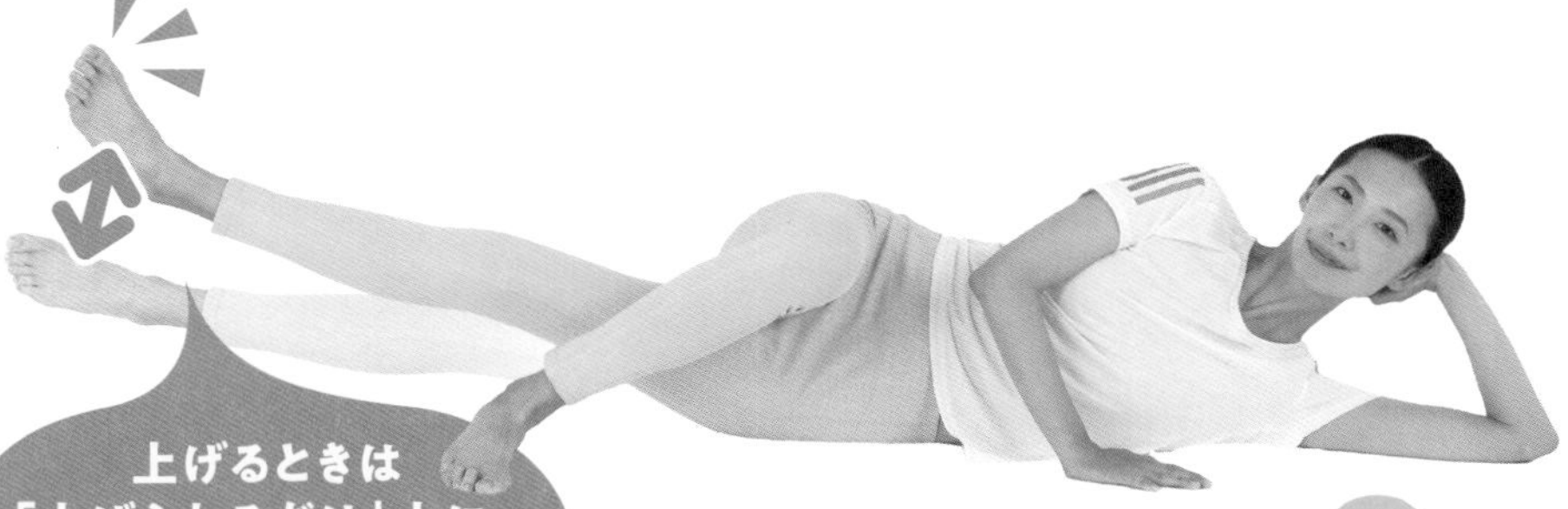

上げるときは
「上げられるだけ」上に。
下げるときは
「下げ切らず、床から
すこし浮いた位置まで」
下げましょう。

2

下側の脚を上げ下ろします。
反対の足も同様に行います。

「長生き筋肉」を効率よく鍛える!

「一石五鳥体操」

中高年以降、ぜひ強化したい
「5つの筋肉」を鍛えることができます。
毎日の習慣にしましょう。

最初は
10回を目安に
慣れてきたら
30回〜40回を
目標に。

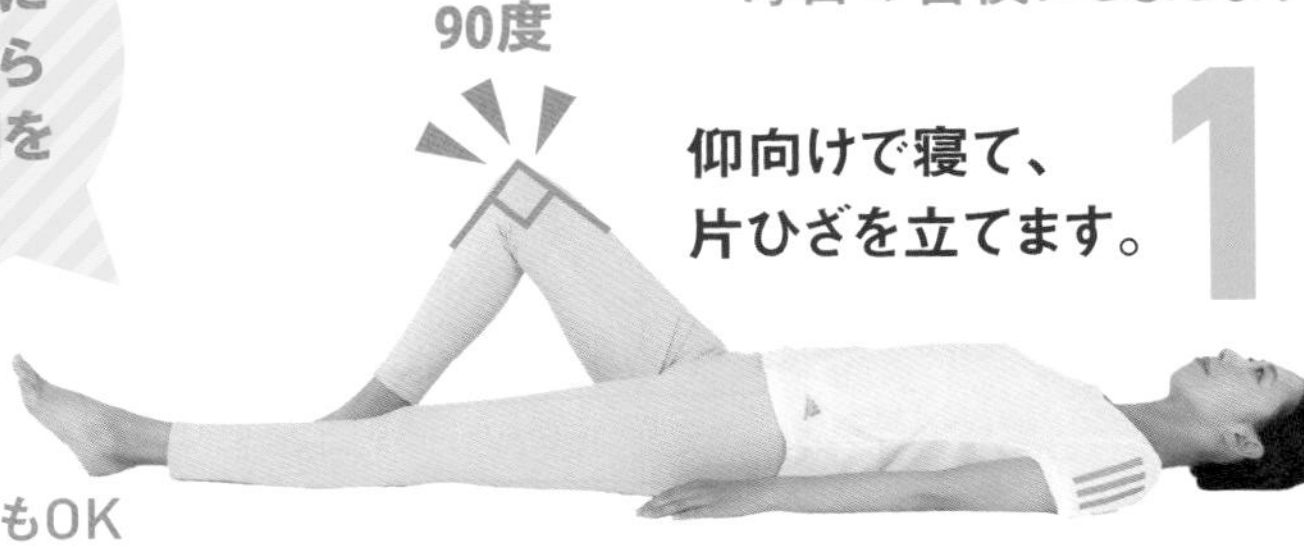

1 仰向けで寝て、
片ひざを立てます。

腰を手で支えてもOK

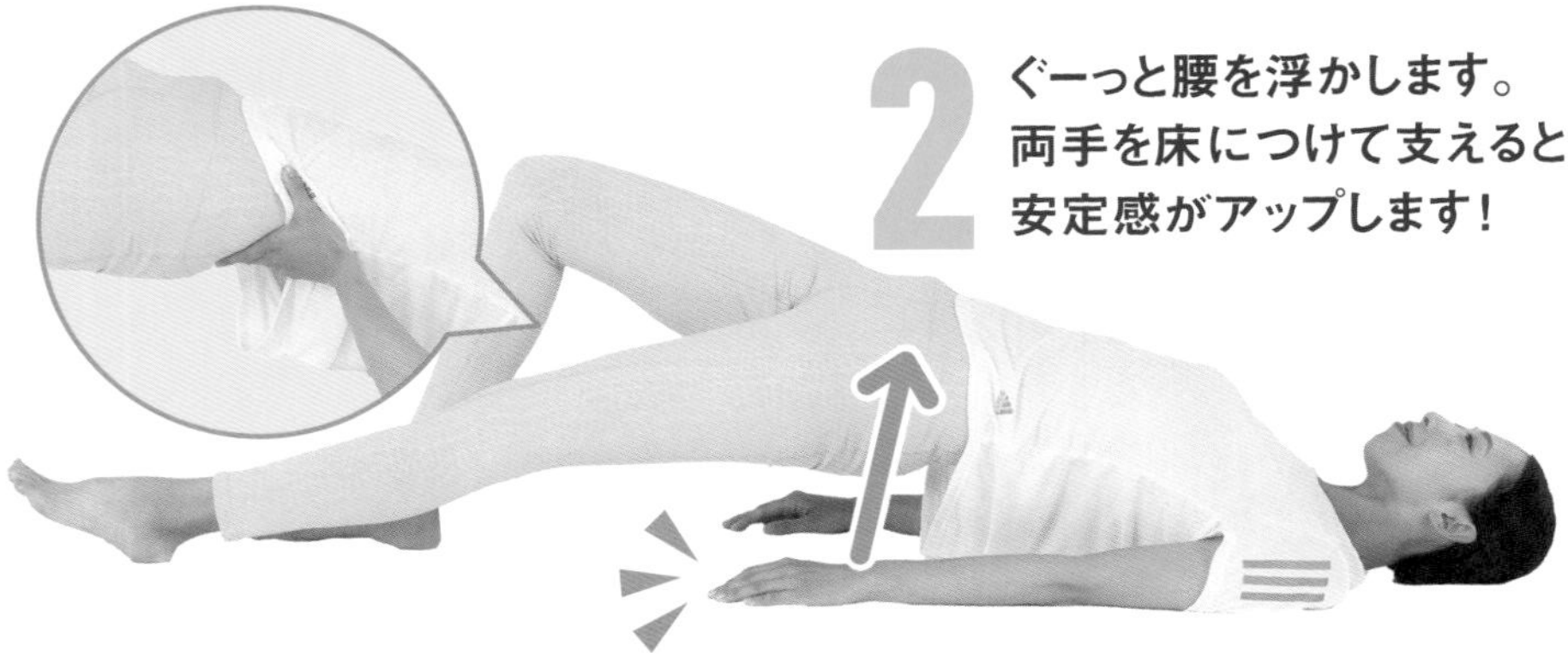

2 ぐーっと腰を浮かします。
両手を床につけて支えると
安定感がアップします!

\ この体操ひとつでこんなにたくさんの筋肉に効く! /

5つの筋肉を同時に鍛えられる!

- ハムストリングス
- 大腿四頭筋
- 臀筋
- 背筋
- 腹筋

3

のばしている方の脚を、
片ひざを立てている脚と
並ぶように上げ、
頭からつま先まで
一直線になりましょう。

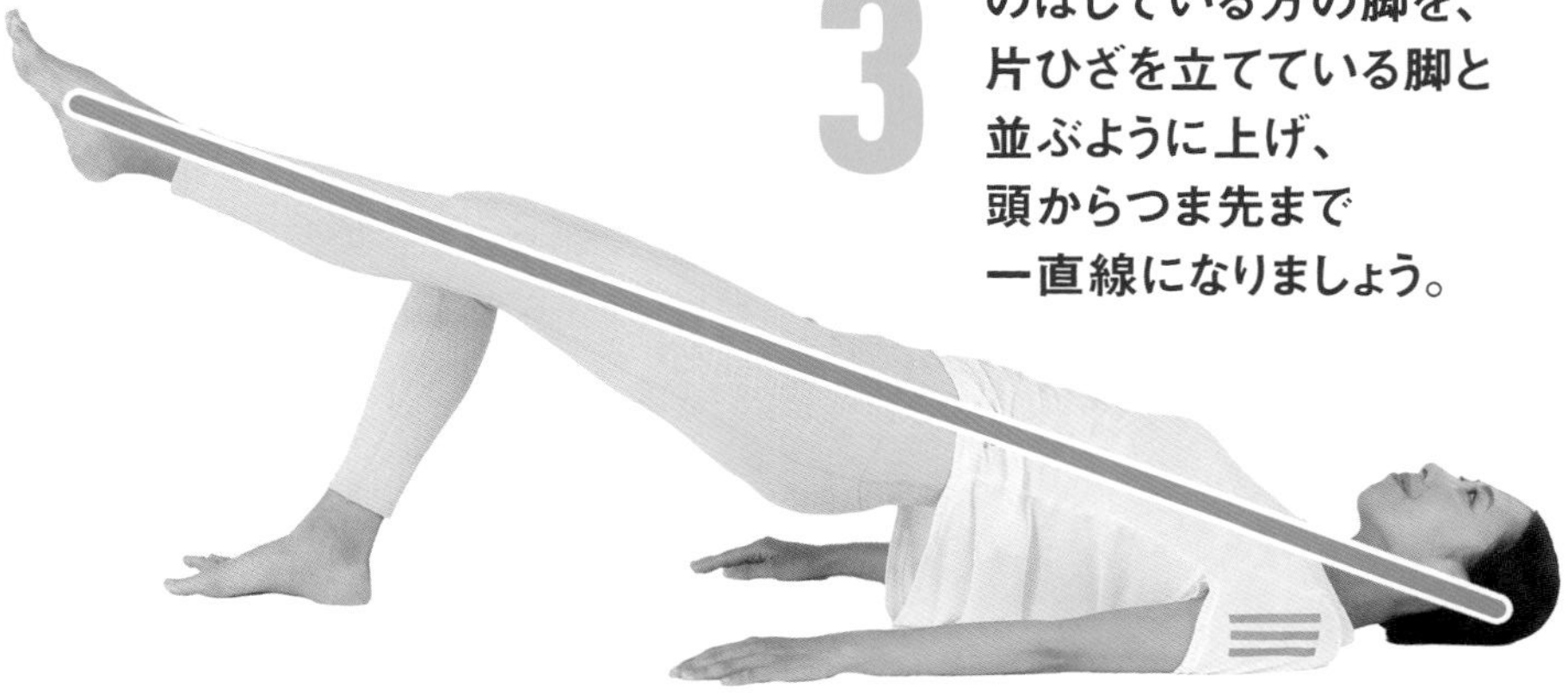

4

のばしている脚をさらに上げ、
ゆっくり戻します。
これを繰り返します。

無理しなくてOK！
できるだけで十分です。
続けると上げ下げが
ラクになっていきます！

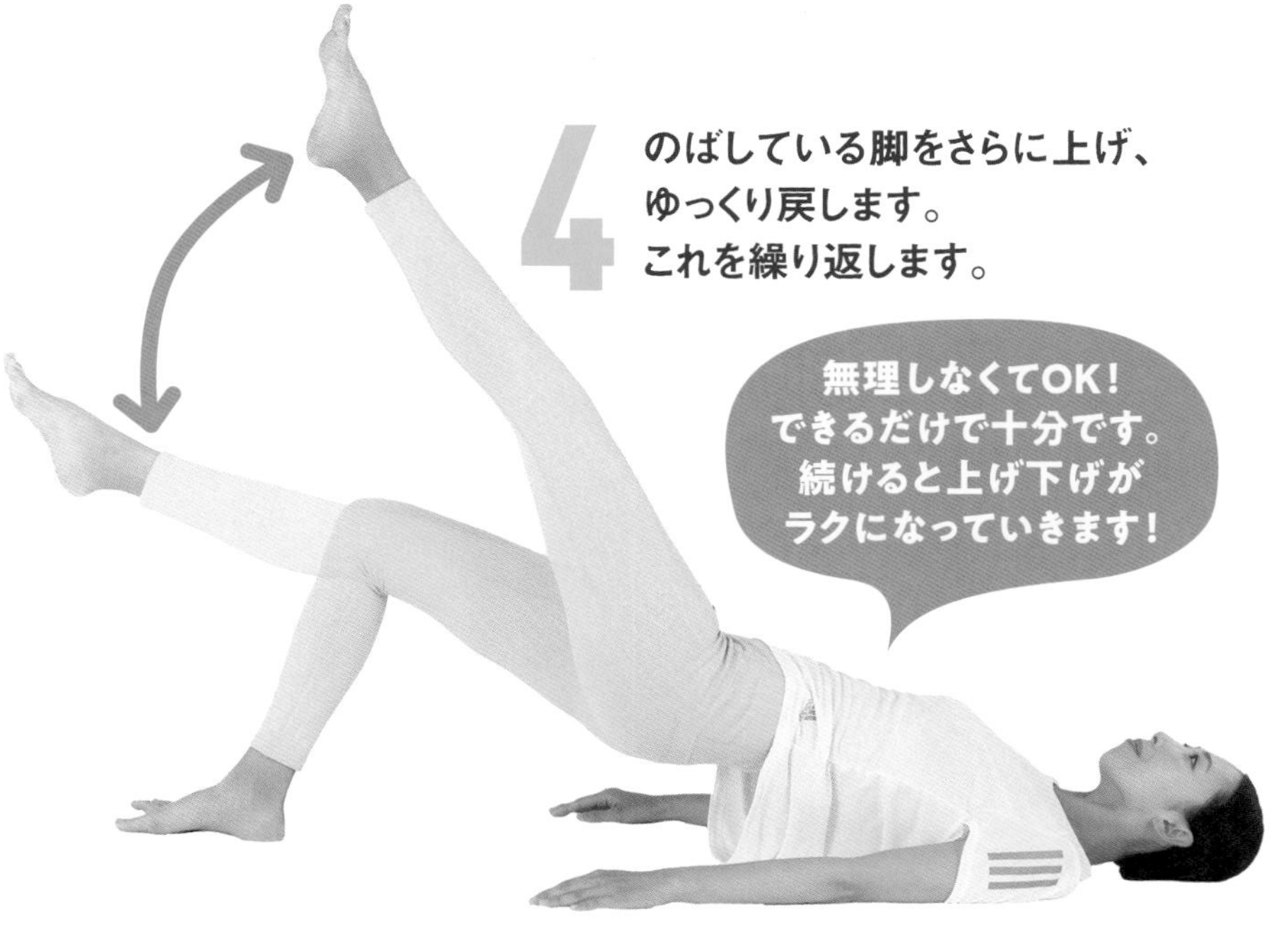

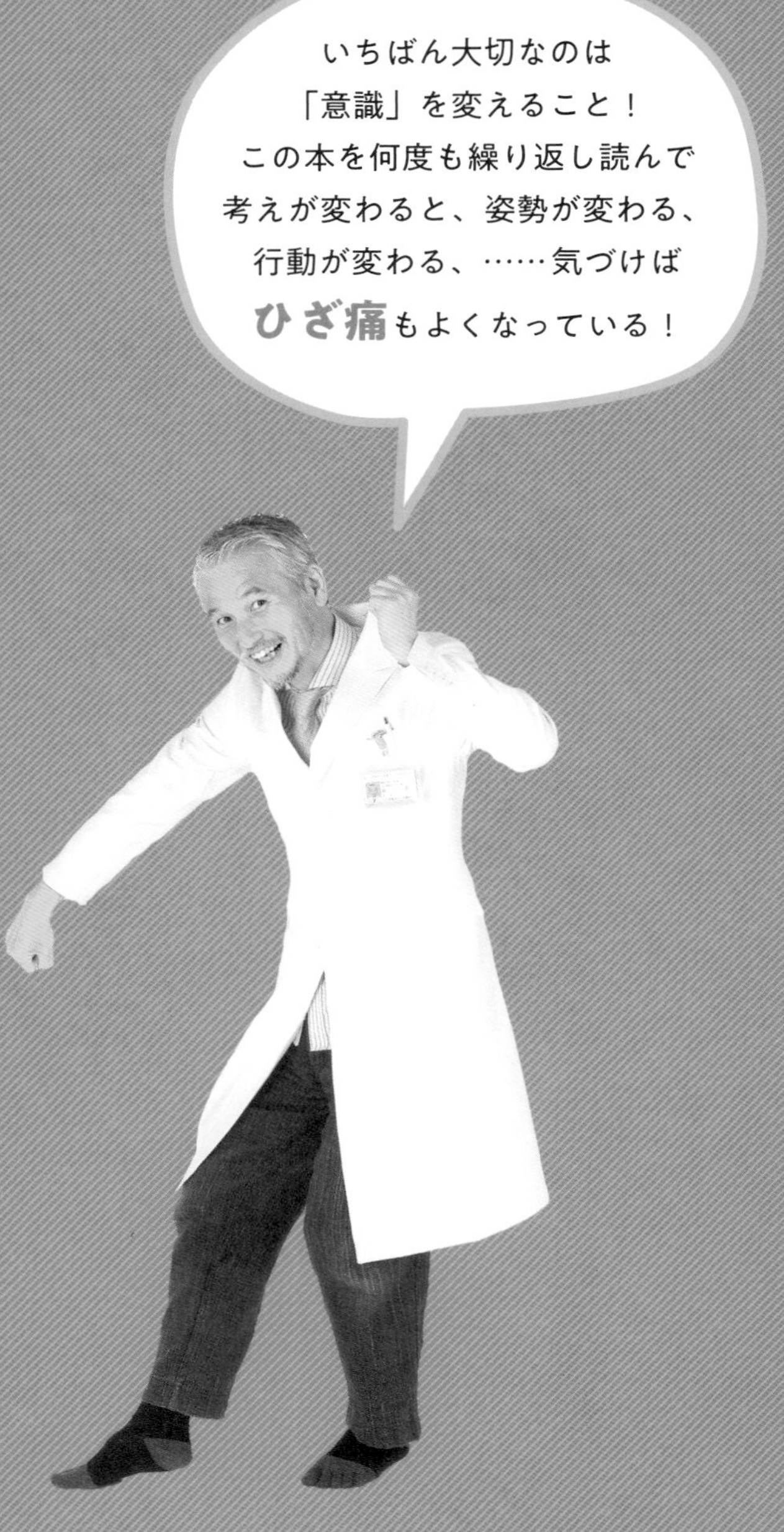
いちばん大切なのは
「意識」を変えること！
この本を何度も繰り返し読んで
考えが変わると、姿勢が変わる、
行動が変わる、……気づけば
ひざ痛もよくなっている！

4章

からだの力を信じて「100年体力」をかなえよう

１００年体力を望む人に僕が伝えたいこと

天寿をまっとうするために「医者まかせ」をやめよう

前著「１００年足腰」の読者の方々からとくに反響が大きかったのが、これからご紹介する「医療とのつきあい方」や「人の治る力」についての部分でした。

これは生きる基本であり、本当は義務教育で教えてほしいと思っていたくらいですから、注目してもらえてよかった。

こうしたことに人の関心が高まるのは、人生や、健康づくりについて真剣に考える人が増えている証拠でしょう。僕らの社会が成熟し、次のステップへ行くためによいことだと思っています。

前著には思いのこもった感想を多数いただいています。

「考えてもみなかったことが書いてあり、転機になった」という感想もあれば、「疑問に思っていたことが解消された。もっと深く知りたい」という感想も多かったので、新しい情報も加えてお伝えしましょう。

どんな病気でも治療の主人公は患者さん自身です。しかし、つい「お医者さんに、病院に治してもらおう」と思ってしまうのは、からだのことや病気について知識が足りないから、しかたがない、と考える人もいるかもしれない。

でも、多くの場合、医者は教科書や、専門分野の学会がつくったガイドラインに沿った治療をします。そのおかげで、全国どこの医療機関でも標準化された医療が提供されるわけですが、教科書やガイドラインが間違っていたり、新事実の発見で修正されることもあります。実際に、幾度も書き換えられてきたものです。

さらに、人は言うまでもなく多様な存在ですから、教科書やガイドラインの例がすべての患者さんに適切な「絶対的治療法」ではないはず。教科書やガイドラインなどを疑う視点も持っていなければ、医学的な進歩も望めない、と思っています。

ところが、病気の根本治療をめざすのではなく、病気によって起こる症状に対処する「対症療法」なら、教科書やガイドラインどおりで治療ができます。からだは結構シンプルなので、今起こっている単一の症状だけを対症療法で抑えることは簡単です。それは目の前の患者さんのからだや病気の原因、背景を理解しようと努めなくても、できてしまうことでしょう。

最近、ある医者が患者さんに聴診器を当てたら、「久しぶりや！」と驚かれたそうです。「前の担当先生はパソコン画面ばかり見ていて、顔を見たこともなかった。聴診器なんて何年も当てられたことない」と。僕は現代医療あるあるだな、と思いました。

検査の結果、数値が〇〇以上ならAコース、△△以上ならBコース。そう細かくガイドラインに載っているから、パソコンを見て、治療法を決める。

つまり、そのような医者は必ずしも「あなたの病気」にくわしいわけではない、ということです。

では誰が「あなた」や「あなたの病気」にくわしいか。

それは考えるまでもなく、病気になってからのつきあいの医者より、誰より、あなたです。あなたが一番くわしいはず！　それは、人が本来もっている治る力や、その人の病気の原因、背景に目を向ける医者だとしても、患者さんにはかないません。

だから、人まかせにせず、自分が指揮をとり、わからないことは医者にアドバイスをもらう、というのが正しい姿勢です。

いまその人に起きていることの原因を見つけられるのはその人自身です。だから本当に必要な治療法を決められるのもまた、患者さん自身なのです。

医者は患者さんの良きアドバイザーであるべきで、現在の治療方針に則った〝施工者〟であるべきではないと考えてきました。患者さんが適切に、自分の症状を起こした原因に気づき、元の状態に戻れるアドバイスができる人であるべきだと。

家や車を買うとき、知識がないからと、不動産屋さんや車屋さんにおまかせで決めますか？　アドバイスはもらうけれど、自分や家族の生活スタイルや希望を考えて、自分で決めますよね。

そもそも家や車と比べられません。からだはとっかえようがないんですから。

自分で大事にせな、天寿をまっとうできへん！　というわけです。

なぜ、ひざ痛の保存療法が他の病気も治してしまうのか？

僕がこのようなことを繰り返し患者さんに話すようになったのは、変形性膝関節症の保存療法に取り組んだ結果、ひざの痛みを解消したと同時に、糖尿病が治った人がたくさんいることに気づいたことも一つのきっかけでした。

その人たちは「食べすぎ」をやめて、適正体重になった。血糖値が正常化し、糖尿病治療も卒業したのです。前著でも書きましたが、もう少し、くわしくご紹介しましょう。

変形性膝関節症の患者さんの約3分の1に「食べすぎによる体重超過→ひざの悪化」がみられます（西洋では7割くらいの患者さんが、体重過多が原因でした）。そしてそのさらに約半分の方は糖尿病の診断を受け、薬で治療をされています。

でも、保存療法によって体重が減ると、ほとんどの人が、ひざ痛と糖尿病の両方とも治ります。

湘南鎌倉総合病院にいた15年間で、僕の患者さんで糖尿病が治り、薬がいらなくなった人は１１７人いました。この１１７名はなんと全員「糖尿病は治らない」と思って薬を飲み続けていた方々です。

ひざ痛と糖尿病は原因が共通（食べすぎ・急な体重増加）しているので、原因に対処する「保存療法」の末の、理にかなった結果です。しかし、ひざ痛がなかったら、おそらく糖尿病は治せていなかったでしょう。というのも、糖尿病の薬物治療は「対症療法」だからです。

経口血糖降下剤で糖尿病は治らない

糖尿病にはⅠ型とⅡ型があります。Ⅰ型糖尿病はインスリンをつくる遺伝子がもともとない人たちか、免疫異常によってインスリンをつくる膵臓《すいぞう》β細胞が攻撃され、インスリンが分泌できない人です。

このⅠ型糖尿病は若くして発症しますが、全体の1~2%です。残り98%はⅡ型糖尿病です。その原因は食べすぎで、インスリンをつくるのに疲れたり、インスリンがいつも出すぎて、それを受け取る細胞がインスリンを感受できなくなって起こります。

つまり原因は、β細胞が疲れてインスリンがつくれないか、たくさんつくり過ぎて飽和して機能していない状態です。この急激に増えている「Ⅱ型糖尿病」は、食べすぎによって起こっています。そのため糖尿病は「生活習慣病」のひとつとされます。

インスリンは血液中のブドウ糖を細胞内に取り込む仕事をしています。このはたらきがなくなると、血液中にブドウ糖はあふれているのに、細胞はそれを使えません。細胞はエネルギー源のブドウ糖が入ってこないため、エネルギー不足になります。

細胞内にはブドウ糖がなくて、細胞外の血液中にはブドウ糖が多い状態が続くと、浸透圧により細胞の中の水が血管へ引き寄せられ、おしっこが多くなります（多尿）。細胞は水がなくなり脱水が起こります。脱水症状とは、のどの渇き、口の渇き、乾燥した皮膚、倦怠感、頭痛、めまいなどです。重度の脱水症状では、意識混濁や低血圧といった深刻な症状へと進みます。

糖尿病の治療指針（ガイドライン）では、このⅡ型糖尿病に対して、飲むと血糖値が下がる「経口血糖降下剤」という薬を処方します。原因の食べすぎについて、なぜもっとアドバイスしないのでしょうか？　せっかく「生活習慣病」というわかりやすいジャンルに入っているのに……。

原因の食べすぎを治さないで、治療指針（ガイドライン）に従って薬（経口血糖降下剤）を飲んでいると、どうなるか。この薬は5種類ほど作用が異なるものがありますが、どれも飲むと血糖値が下がります。どうやって下げるか？

腸からブドウ糖の吸収を減らしたり、肝臓で新たにつくられるブドウ糖の量を減らしたり、インスリンの分泌を刺激したり、インスリンの感受性を上げたり、炭水化物の消化と吸収を遅らせたりして、血糖値を下げるのです。

もうこの先の説明の予想がつく読者もいらっしゃると思いますが、薬で血糖値が下がると、からだはその変化に対応して、元に戻そうとはたらき始めます。それは生命を安全に保とうとするはたらき（恒常性）であり、自然な反応です。

糖尿病と診断され、「血糖降下剤」を服用する

←

薬の作用で血糖値が下がる

←

脳が血糖値低下を認識。脳が死ぬ危険を感じ、血糖値を上げようとする

←

食欲が湧いてしまい食べる。出せないインスリンを出す

←

インスリン枯渇、インスリン効かず、血糖値が上がる

糖尿病になった最初の原因は「食べすぎ」なのに、その薬は「食べすぎ」を招き、悪循環へ入る可能性があるわけです。薬で一時的に血糖値が下がっても、また上がる負の連鎖を起こす。「生活習慣病」としながら、「おかしいやん！」と突っ込みたくなりますね。

Ⅱ型糖尿病になったら、完治はしないので、「血糖降下剤」で血糖値をコントロールし、合併症にならないようにしていく——そう言って、負の連鎖に気がついたお医者さんは自分を納得させています。

いまのところ、この「対症療法」が標準的な治療で、薬を飲み続けるということは、自然界にない化学物質（異物）を摂り続けることですから、肝臓や腎臓にも負担をかけます。

そうです、向き合わなくてはならないのは、本当の原因の「食べすぎ」なのです。

お薬より「からだが自分で治る力」を信じよう

糖尿病を抱えながらも、ひざ保存療法の実践で「週一断食」に取り組んだ人がいます。

その方は、その日は経口血糖降下剤を飲まず、低血糖発作を避けるため緊急用に飴も用意して水だけを飲む一日をがんばりました。最初の感想は、「やってみたら、無理と思っていた絶食も大したことないやん。水がおいしく感じました」とのこと。他の日も食べる量が減ってきて、食べすぎが自然におさまり、ダイエットに成功。

血糖値も正常に戻った患者さんは、「原因を治す」体験をしたのです。意識がそこにとどまれば糖尿病の再発はないでしょう。もちろんからだに悪い副作用は何もありません。

一方、糖尿病の薬を3年以上も飲み続けた方は、5年以上飲んでいた人で断食を行った方の成功談を聞いて、慎重にトライされました。お水をゆっくり、多めに飲んで、緊張せずにゆったりした気持ちで断食を行うことがポイントです。

似たような対症療法の薬物治療の例はいくつもあります。前著『100年足腰』では高血圧で処方される「降圧剤」、逆流性食道炎で処方される「PPI（プロトンポンプインヒビター）の作用と副作用について解説しましたが、ほかにも挙げたらキリがない。

薬を処方されたら、どんな作用をもたらす薬かよく理解し、必要に応じて服用するのが自分のためです。

僕は、薬学部を卒業した後に、医学部に入り直して医者になりました。その専門知識をもとにしても、**人が本来もっている「治る力」、恒常性を化学物質でコントロールするのは、あくまでも一時的、最低限にとどめたほうがいい、**と考えています。

またそれは薬だけでなく、手術などの医療行為においても同じです。

もちろん必要な手術もあります。僕も日々、最善の手術を行うために準備をしているし、自分が交通事故にあったときにも、必要な手術でいのちをながらえました。しかし、対症療法にすぎないものもあることを知っておきましょう。

「下肢静脈瘤」も原因に目を向けて治そう

ひざの裏側やふくらはぎなどに、ボコボコ瘤《こぶ》のようなものができる病気、ご存じでしょうか？　これが「下肢静脈瘤《りゅう》」です。静脈とは、僕たちのからだにある2種類の血管の一方です。

心臓から目的臓器までいく血管を動脈といって、酸素や栄養物を届けます。動脈は切れてしまうようなことがあると目的臓器が死にますので、傷つかないよう、からだの深いところに位置します。手足では、皮膚から遠い深い場所（手足の中心部）を通って手足の先へと向かいます。動脈は、静脈に比べてその壁が厚くて、弾力性があります。

目的臓器の老廃物を集めて、心臓へ帰る血管が静脈です。静脈は皮膚のすぐ下に多く分布しています。あらゆる場所・臓器から染み出した老廃物や二酸化炭素を乗せて心臓へ向かいます。からだの表面が傷ついて出血する場合は、ほとんど静脈血です。静脈は、動脈に比べてその壁が薄く、へしゃげやすいのが特徴です。

動脈　心臓からからだのすみずみに「酸素や栄養を含んだ血液」を流す血管。体の中心部にあって、その壁は厚く、弾力性に富んでいる。切れたら大変。

静脈　全身をめぐって「二酸化炭素や老廃物を回収した血液」を戻す血管　皮下に多く、その壁は薄くて、ぺしゃんこになりやすい。切れても止血が楽。

血管は大きく分けてこの2種類です。動脈に血液を流すのは心臓ポンプのはたらきです。静脈は心臓が吸う力と、人が活動したときに起こる筋肉の収縮が静脈を揉むことで、〝ふりだし〟の心臓に血液を戻しています。こうして血液は心臓から出て、からだのすみずみへ届けられ、老廃物を集めて心臓へ戻ります。

静脈瘤は、頭や手にはできません。なぜでしょうか？

それは、頭や手の位置のせい。心臓と同じ高さか、それよりも上にあるため、心臓へ帰るのが楽だからです。

静脈瘤はひざの裏側やふくらはぎなど下腿にできます。足先へきた血液になったつもりで、心臓へ帰ることを考えてみましょう。ふくらはぎの後ろを通って、ひざの裏・太ももの裏を通ってから腹腔《ふくくう》へ入ります。腹腔では背中側を上がって、鎖骨の高さまで上がってから心臓へ戻ります。

下半身の静脈から心臓へ戻すのは、重力に逆らって１m以上も登る大仕事です。

食べすぎておなかに脂肪がたっぷりたまり、ぽっこりしてくると、そのおなかが静脈の最難関となります。それは足先から心臓へ戻る長い登り旅、腹腔に入った血液はあと40センチ登ればやっと心臓……の少し手前で、行き止まりです。ゆっくり育ったおなかの皮下脂肪・内臓脂肪が、静脈をぺしゃんこに圧迫しているからです。

下肢静脈には弁がついているのですが、そんなかわいい弁も破壊して、血液は元の足へと逆流してしまいます。ふくらはぎでは血液がたまった静脈がコブのように浮き出ます。逆流した血液を、出戻りの血液といいますが、ふくらはぎには新しい血液も来るので、血液は渦を巻き血栓ができやすく、慢性的に続くと「下肢静脈瘤」が完成します。

下肢静脈瘤

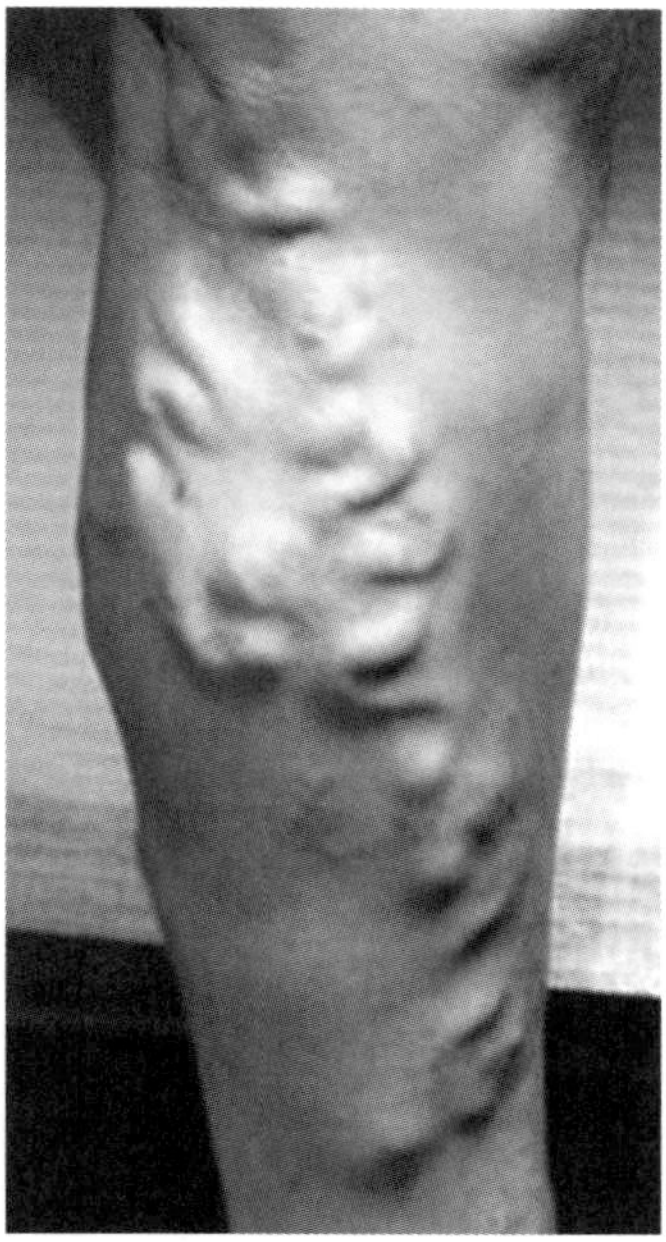

ひざの裏側からふくらはぎに
できたぼこぼこ瘤

「下肢静脈瘤」と診断されると、外科の治療指針（ガイドライン）では瘤ごと静脈を引き抜く手術（ストリッピング）か、レーザーで静脈を焼く手術を提案されます。え？　静脈血が逆流し、ぼこぼこ瘤ができる原因は放置したまま、完成したボコボコ瘤を消すだけ？　これも結果だけ治して、原因は放置の「対症療法」です。

からだ（下肢）をあまり動かさないから、筋肉の収縮が少ない→運動不足になる→腹部脂肪が増大→出戻りの血が増える→静脈弁の故障→下肢静脈瘤の完成

というしくみです。

また「下肢静脈瘤」まで完成しなくとも、出戻りの静脈血が増えると、ふくらはぎでは血液の流れが滞ります。夜間によく足を攣《つ》るようになったり、ふくらはぎに血栓が生じるようになります。

小さな血の塊（血栓）が生じても、なんていうことはありませんが、小さな血栓が、外れて血管内を登っていくと問題です。心筋梗塞や脳梗塞《こうそく》、肺梗塞の血栓の元になる可能性があります。

この「おなかぽっこり」は、ひざ痛発症といくつか原因が共通していますね。この原因を治さないと、ぼこぼこ瘤を取っても再発しますし、血栓ができやすい状態は変わりません。ひざの手術をした後は、必ず下肢は腫れますが、おなかぽっこりが大きい人ほど、その腫れは大きく長く続きます。それは心臓へ帰る静脈に最難関を残しているからです。手術で腫れているひざへも、出戻りの血が帰ってきて大変です。

年をとって「血圧が上がる」のには理由がある

1章にこう書きました。指を切ったら「炎症→痛み→患部に血が集まる→かさぶた→修復」という経過で治ります。この治る経過は内臓の細胞も、血管の細胞も、骨もおおむね同じである、と。

ですから「痛み」はからだの一部が壊れたとき、それを修復するために起こる「信号」で、早く治るよう安静にしてね、というサインとお伝えしてきました。

つまり、痛みにはきちんと意味があって、敵ではなく、むしろ味方です。まぁ痛いのはいやですけどね。

たとえば、年齢とともに血圧が上がるのにも、理由があります。年齢を重ねていくと、動脈の壁も硬くなり動脈硬化が起きているうえ、からだのあちこちで「修復」、つまり血液を集める必要が生じているために血圧が上がります。

とくに、腎臓や肝臓が傷んで弱くなれば、そこに血液を集めるために、血圧が上がる必要があるということ。血圧が高くなるのは「治る力」のはたらきとして自然なことなのです。

このようなメカニズムを知らないと、痛みや血圧の上昇をただ「よくない症状」と見てしまいがちですが、**からだに起こる反応で無意味なものはありません。**安保先生がよく言われた、「からだは間違ったことをしない」――僕らが理解できていることも、きっとまだまだすべてではないでしょう。

人がむやみに薬で痛みを止めたり、血圧を下げると、修復のスイッチが入らなかったり、血圧が下がりすぎて、必要な血液を臓器に回すことができなくなるのです。

いまからおよそ50年ほど前の１９７５年（昭和50年）には１８０以上が高血圧でした。平成になると１６０以上が高血圧と内科の治療指針（ガイドライン）が改定され、令和になったら１４０以上が高血圧です。人間はそんなに変わっていないのに、なぜこんなに高血圧の基準値は下がったのでしょうか？

僕はこの基準には反対で、フランスの医師が書かれた論文にあった、年齢＋90という血圧がいいと思います。70歳だと70＋90＝１６０以上が高血圧。80歳だと１７０以上で、症状（ふらつきや頭痛）がなければ、降圧する必要なしとしています。年齢に関係なく一律に高血圧を定義せずに、症状と年齢を考慮して血圧をコントロールすべきです。

僕のところへ入院される患者さんは、年齢が60歳〜96歳くらいです。80歳以上の方は高血圧の薬を２〜３錠飲まれています。入院時に血圧を測ると１００から１２０くらい。入院中は１日に数回血圧を測るので、お薬をやめてこちらで管理します。退院のときの感想は、たくさん薬を飲まないと、頭もスッキリして気持ちよかったという声をたびたび聞きます。

血圧が低いままだと、傷の治りも遅いし、脳へ血液も届きにくいので、物覚えが悪くなったり、認知症への近道になります。栄養が悪かった昔は、血管が古く壊れやすかったので脳溢血《のういっけつ》（いわゆる脳出血）が多くありました。現在では血圧が低いために、脳に血液が届かず、脳梗塞になる人のほうが多いようです。

最高の主治医の選び方

私は医者ですが、医療を盲信してはいけないと思っています。

なぜか？　お医者さんになった人は、真面目で、子どものころは成績優秀な方が多いです。真面目な先生ほど、治療指針（ガイドライン）をしっかり守って疑いません。ガイドラインが正しければいいのですが、それが患者さんに合っていなかったり、意図的に間違えられていると大変なことになります。医療が進歩しているのに、透析が必要となる人がまだまだ増えている理由は、その辺にあるような気がします。

痛みが強いときは活動を控え、からだを休める。いい年になったら体調を記録します。薬を漫然と飲み続けるのは避けましょう。

ずっと薬を処方されている人は、定期的に主治医とよく相談する（相談できる主治医を選ぶ）のが正解です。何も考えず薬を飲み続ける患者と、薬を出し続ける医者が多くなっている昨今、自分のからだは、自分で管理すること。よく相談できる主治医を見つけることが、もっとも大切です。

僕は若いころに、骨折の手術をしていて「医療が出しゃばってはあかん」と気づかされた経験があります。それは少し慣れてきて、「どんな骨折でも治したる！」と意気揚々、手術にのぞんでいたころのことでした。

ある日、自分の手術を振り返って気がつきました。

髪の毛一本のズレもなく骨折片をきれいに留め、時間をかけて骨片周りの軟部組織を骨から剥がしました。すると骨がなかなかくっつかない。

一方、高齢の先生の助手をしているとき、まだ少しずれているのに、さっさと手術を終えられたことがありました。時間が短く、少しずれていても血液が通っていれば骨はくっついて治る。それを知ることになりました。骨と骨をどんなにきれいにつないでも、筋肉や周りの組織を切りすぎると、骨折部へ血があまり通わなくなり、新しい骨がなかなかできてこない。そして、術後の感染症も起こりやすい。

つまり、「血行を妨げなければよく治る」そう痛感したのです。

人の「治る力」の偉大さと、「ほんの少し手助けをする」という医者の分を教わった思いでした。そして、そのことから人の免疫や恒常性のはたらきに大いに興味をもち、改めて勉強にいそしむことになります。手術でいえば、もちろん短時間で、周りの組織への侵襲が少なく、血行を温存した、きれいな手術が最高なわけです。

医者とて人間、完全完璧ではありませんし、そもそも、あなたのからだはあなたが一番知っている。あなた自身の自然治癒力を応援してくれる主治医を見つけてほしいと思います。

自分にこそ「大サービス」して生きよう

からだに起きた病気の原因を考えていくと、あれこれ思い当たり、自分がからだを大事にしてこなかったことに気づくかもしれません。後悔の念が湧いたり、情けなく思ったり。

しかし、どう大事にしたらいいかよく知らなかったし、病気になるなどとは思わずに、がんばって生きてきて、いまがあるのです。そして、未来は変えられるから、先を見て、行動しましょう！　考えるだけでは変わらない。変える行動が大事です。

変形性膝関節症の方や、その不安を感じている方には、副作用の心配がまったくない保存療法なら安心して試していただけます。うまくいかなかったら、最後の手段として、必要なら手術などの医療もある。

ただし大事なからだにメスを入れるその前に、きっちり3か月だけ自力でできる保存療法を試してみてください。病気の「表《オモテ》（症状）」にとらわれず、「裏《ウラ》」にある原因を治して、症状をなくす「おもてなし」をご自身に行ってみましょう。

余談ながら僕は交通事故で死にかけたとき、自分はからだから抜け出て、真上から自分のからだを見下ろしていた記憶をもっています。だから「魂」が自分であって、今ではそれが永遠の存在なのだと思っている。では、からだはどうか？　このからだは、地球からいただいたものでできていて、大事に使って、僕（魂）はいろんな体験をさせてもらって、いずれ地球へ返すもの。そんな気持ちで生きています。

僕にとって、すべての体験でお世話になるこのからだをすごく愛しているので、いつも「ありがとう」と声をかけ、できるだけもてなしている。僕がしていることのあれこれ。ご参考までに次項にまとめましょう。

100年体力を養う僕の習慣

からだはぬくぬく温め、冷やさない

これまで述べたことからもわかるとおり、血液が滞りなくめぐっているのが、僕らのからだにはとても大切なことです。だから僕も血流に障害を起こさないように気をつけて暮らしています。**まず注意しているのは「からだを芯から冷やさない」こと。**

からだの深い部分の体温（深部体温）が低いと、血のめぐりが悪くなります。がんや重いうつ病などの病気をしている人には35度とか、深部体温が36度未満の「低体温」になっている人が多いです。36度未満では、内臓が本来のはたらきをすることができません。

安保先生も「最初は手や足など末端の冷えから、やがて内臓系のトラブルへと広がっていく。病気を抱えている人は『からだを休めて、温めることが仕事だ』というくらいにからだを温めよ」と話していました。

どうやって温めるか？　レッグウォーマーって知っていますか？　百円ショップで売っ

ている長細いあれです。腕にはめるのもあって、それはリストウォーマー。これを使って手首・足首を冷やさないようにしてください。

あとは本物の首です。田舎に行くと、よく首にタオルを巻いたおじさんがいますね。あれ、じつはとてもいいのです。最後には腹巻きです。

首、両手首、両足首、これら「5つの首」と腹巻きで、深部体温を保ってください。

体温調整と食事の深い関係

寒い冬には天然素材の服を重ね着して暖をとり、部屋を温め、温かい食事で内臓を温めます。根菜（大根や生姜《しょうが》、ネギなど）はからだを芯から温め、体温を高く保ってくれます。鍋料理などに根菜を入れて、お酒はお湯割りがいいですね。そして自律神経のうち、交感神経が緊張すると血管が収縮します。血圧は上がりますが、血流量は少なくなり、血流障害が起こって低体温になります。リラックスできるようにして、血管を広げ血流量が増えるようにしてください。

暑い夏には汗をかいて熱を逃がし、しかし内臓は冷やさないように「冷たいもの」のとりすぎに気をつけましょう。からだを冷やす夏野菜（トマトやきゅうり、茄子《なす》など）を積極的に摂り、反対に、冬にはそれらの食材は食べないように気をつけてください。

いまや、スーパーには一年じゅう、同じような野菜が並び、僕たちの季節感は失われ病気になりやすいのです。昔の人は旬の野菜を摂って、間違いが少なかったのです。

暑い時期なら、お酒は体温を下げるビールがいいですね。昨今は熱中症を起こす人が増えています。からだの中に熱がたまって逃げないため、脱水を起こすことが原因です。涼しい風の吹くところで、塩分を含んだお水をゆっくり補給することが大切です。

からだと会話し、手当てする

僕は、仕事から帰ったら、真っ先にお風呂に入ります。湯船の中で、自分のからだと対話する大切な時間。

といっても、言葉でコミュニケーションするわけじゃありません。お風呂の中で、手の親指を使って足の裏をまんべんなく押していく。すると痛いところや、硬くなっているところがある。それを「からだからのメッセージ」と受け取っているのです。

痛いところや、硬くなっているところは日によって変わります。毎日そうしていると、その場所と自分の体調との関連に気づけます。

ここが痛いときは胃腸が弱っている。ここが硬い日は寝不足。足の裏のツボは、からだ全体とつながっています。毎日触って硬さや痛みを感じることが、からだのメッセージを受け取るいい方法です。

痛みを感じる場所の周りからほぐすように指圧します。痛みや硬さが軽くなるよう、「お疲れさん」の気持ちをこめてやさしく押してやる。インターネットで「反射区」と検索すると、からだのさまざまな臓器の反射が出るとされる足裏の地図が見つかります。その地図を参考に、体調と照らし合わせてみるのもいいかもしれませんね。

また、今はまるで迷信のように扱われることもありますが、本来、医療のとても重要な行為が**「手当て」**です。

文字のとおり、傷んでいるところに「手を当てる」行為。どんな症状でも、手を当て、やさしくさするように皮膚を動かすと、温かくなります。

日本の伝統医学には、レイキという療法がありました。京都の臼井《うすい》甕男《みかお》先生が開発され、のちに軍医の林忠次郎先生が広められました。戦後、ＧＨＱにより「これは怪しい療法なので最新の西洋医学を」と指導し、日本でレイキ療法は、まやかしになりました。

しかしハワイのホノルルで生まれた日系アメリカ人の高田ハワヨさんが林忠次郎先生に治療を受け、彼女がレイキを西洋世界へ伝えました。これが西洋レイキといわれますが、英国やオーストラリアではレイキは国家に認められて保険点数が取れます。

レイキは患部に手を当てるだけの療法ですが、まさに日本で伝統的に行われてきた〝手当て〟そのものです。痛い場所に、手のひらを軽く1分ほど当ててみてください。まずその場所があたたかくなってきて、痛みが和らぎます。

レイキ療法を学んだことがなくても、そう体感するのは、**手を当てることで、そこに血液が集まってくるから**です。血液が患部に集まり、治癒機転（治癒へのサイクルが回り始める）が生じる、治療の基本がここにあると思います。石油からつくられた痛み止めを飲む前に、ぜひ試してみてください。

おいしいものを食べて、よけいなものは口にしない

僕はおいしいものを食べることが好きだから、料理も、いろいろ工夫をするのも大好きです。「空腹の日」以外は、かなりおいしいものを食べていると思います。

主食のごはんは玄米。玄米は自分で発芽しないようにフィチン酸を出しています。**炊く前に夏なら半日、冬には丸1日水につけ、フィチン酸を出しきってください。つけていたお水はきれいに捨てて、そこから軽く洗って炊きます。玄米の周りには農薬が付着しやすいです。できるだけ無農薬の玄米を探してみてください。**

湘南で暮らしていたころから自然栽培玄米（5合）に小豆や黒千石などの豆（0・7合）と神宝塩を小さじ1加えて圧力鍋で炊き、発酵させた酵素玄米にしています。ランチには、このおにぎり大を1つだけ持参。玄米は完全食だから、ランチはおにぎりのみ（おかずなし）で、ちょうどいい。

たまに白いコメが欲しくなったら、玄米を家で精米して糠《ぬか》と白米にします。糠漬けは大切な腸内細菌を守る良質な乳酸菌がいっぱいです。市販の漬物には、いろんな添加物が入っているので、注意しましょう。

調味料や出汁《だし》も添加物が加えられていない、天然のものを使い、精白や加工の手が入りすぎていると思うものは避けたほうがいいでしょう。

普段のおかずや味噌汁の実は、我が家で育てた野菜をはじめ、農薬や化学肥料を使わずに育てられた野菜が中心。まだまだ自前の野菜は少量（畑の拡張は引退後の楽しみ）、近隣で栽培された、なるべく新鮮なものを食べます。

食料品の流通がいまほど発達していない時代の日本の、昔ながらの粗食に近いものでしょうか。食べすぎない習慣が身についていたからだには十分で、しっかり栄養がとれます。

一見、素朴な食卓は、1つひとつの味が豊かで、おいしく、満足感が高い。地魚は好きですが、最近肉はあまり食べたいと思わないです。

ただし一宮に来たら、安全でおいしい鶏肉が手に入るようになったので、それは別。野山をかけめぐって、リラックスして育ち、「生まれてよかったな。そろそろニンゲンに食われたろうかな」という気になったニワトリ。そんな鶏肉や、その鶏卵は格別においしい。感謝をしていただいています。

自分流の「豊かな食」を選んで食べる

このように話すと「禅寺のお坊さんみたいな食事」と言われたりしますが、じつは禅寺のお坊さんの修行というのはかなり体力が必要なので、食事をとても大事にされていると聞きます。ならば僕もそうありたい。

とはいえ週末に友人を招くときには手製の生地のピザを暖炉で焼いたり、冬場には日に日に味が深まる「つぎ足しおでん」をつくったり、料理と食事を楽しんでいます。

そうそう、先の秋にはもいだ柿で「柿酢」をこしらえ、しばらくの間、絶品酢の物を堪能しました。その自然な酸味は、これまで食べたどの酸味よりすっきりしていて、秋の空みたいな味だと思いました。ドレッシングにしたのも、おいしかったなぁ。

前著『100年足腰』では玄米の栄養や「疲れていない野菜」について紹介しました。僕は前著を執筆したときと変わらず、**安全な食べ物がもっている栄養をそこなわないように食べ、滋養とすることが大事だと考えています。**最近では、ベランダ菜園で野菜をつくる人も多いですね。自分でつくれば農薬を使わず、自然のものがいただけます。

僕は、もともと薬学の研究者志望でしたから、食品に添加されている化学物質や農薬が口に入り、からだに及ぼす影響について、具体的に述べたい気持ちもあります。しかし、そのような情報はいま書店やインターネット上に豊富にある。

玉石混淆《こんこう》だけれど、それはどんな情報を得ようとするときも同じですね。医療のことでも、食のことでも、真剣に「治そう」「食生活を改めよう」と取り組んだときには、必要な情報と出会える。だから、ここではまず自分にとって本当においしいもの、豊かな食事について、この機会に思いをめぐらせてもらえたらと願います。それが、食生活がよりよくなるきっかけになったらうれしい。

何がおいしいか、豊かと感じるかは人によって違うでしょう。いま、僕らは選んで食べることができる。それはとてもありがたいことです。

僕は、それほどお金や時間をかけなくても、ちょっと手をかけたらおいしく、豊かになると思っています。**何より、食はつくる人の意識に大きく影響されます。**いつもおいしいレストランは、シェフが楽しそうにつくっています。一緒に食べる仲間の意識も大切ですね。

食はもっとも大切なもの。時間が来たから食べる、は間違い。楽しんで感謝していただくのが最上。パソコンや携帯を見ながら食べるのは、できたら避けたいですね。ご自分や家族のおいしい、自然な食生活をどうぞ大切になさってください。

暮らしの中の〝浄化〟ですがすがしい毎日を

先に「氣」や「血」のめぐりが大事だと書きました。僕自身も、これを大事にして暮らしていて、そのために生活環境を整えています。東洋医学でも「気・血・水」のめぐり、バランスを重視します。

まず、自然の中で自分を浄化します。からだの中には電子が流れています。これをためずに地球へ流すことが大切です。

湘南で暮らしていたときは海が近かったので、よく海水を浴びていました。一宮に転居してからは海が遠いので、小さい畑をつくり、裸足で土に触っています。これをグラウンディングといいます。素足から大地へ、からだの中の余剰電子が流れていきます。

家の中でできるグラウンディングもあります。冷蔵庫や電子レンジのアースがありますね。薄い銅板を床に置いて、そこにクリップを挟んで、アースにつなぐのです。素足をその銅板に乗せることでアースできます。これでもからだの中の余剰電子を地球へ流すことができます。

僕は、基本的には科学的根拠に基づいて物事を判断するタイプで、宗教家でもないので、このような行為が「浄化」だとみなさんにすすめる気はありません。けれど、自分の感覚に従うと、こうしたことをときどき行って、すがすがしくなる。浄化を感じているので、続けています。

早朝、昇り始めたお日様に照らされながら深呼吸したり、宵闇の中、月光に照らされ、シーンという音なき音を聴いたりするときにも、同じような感覚があります。近所の神社に参拝したり、毎日お風呂に入って（水に流して）寝るなど、みなさんにも自分流の浄化法があるかと思います。それ、とても大事だと思います。

心地よい家づくりに手をかける

食事をとり、眠る場所はもっとも大切なので、現在もはりきって自宅のリフォーム中です。テーマは「呼吸する家」。安い中古の古民家を買い、壁をはがして麻の断熱材を入れ、自然に湿度調節をしてくれる珪藻土を塗りました。

床板もはがして、檜《ひのき》や杉の無垢《むく》の板に張り替えています。天然木の床板は、自然の精油が豊かで、家の中で森林浴ができるようで、しあわせを感じます。時間も手間もかかり、予算の都合もあるから、パッとは完成しなくて、転居後3年過ぎてもまだ10畳分くらい手つかずですが、暮らしながら整えていくのは楽しいです。

湘南の海沿いのマンションにいたときも、同じことをしました。今の住宅の壁は、プラスチックの化粧壁が多いです。アルミサッシで機密性が高いために、湿度が上がると壁に結露して、カビやすくなります。部屋の中の空気は埃《ほこり》とカビの胞子がいっぱいで、アレルギーも増えています。

そんな壁をはがして、漆喰《しっくい》や珪藻土《けいそうど》を塗ることはお勧めです。日本の伝統的な壁や無垢材は、湿度の高い日は水を吸ってくれます。乾燥した日には、吸った水を放出して自然と湿度を一定に保つ機能が備わっているのです。まさに呼吸するお家です。ＤＩＹですれば、そんなにお金がかかりません。そんな家の空気は澄んでいて気持ちいいですよ。

あとは水回り、風呂と台所はきゅっきゅっと磨いています。すると、いい料理ができますね。それで、体調がいっそうよくなる。いい循環を感じているのです。

食事をとる前には、「天地《あまつち》のお恵みと、これをつくられた方の御愛念に感謝していただきます。このいのちが私たちのからだに入って、自他共、お役に立ちます。ありがとうございます。いただきます」と祈ります。

ほかにも、いくつかの行為の前後にひそやかに祈る習慣があります。

特定の宗教を信じているわけではないですが、63年の人生でさまざまな経験をする中、感謝の気持ちがあふれ、自然発生的に祈ることが徐々に増え、定着しました。

新たな夢は「医道」復活！

変形性膝関節症を専門的に診るようになり、手術の技を磨いていく一方で、ひとつの夢をもちました。

常に技術を磨き、その技術を後ろ盾に「ひざを切らずに治す」。

そんな夢を患者さんと一緒にかなえたい——と。

僕の夢は、湘南時代から現在にいたるまで、一緒にはたらく医療チーム全員の夢になりました。僕らは「最後の手段として完璧な手術ができるように準備しているから、まずはこの保存療法を真剣にやってみて」と提案し、患者さんは「それならば」と安心して、3か月は一生懸命に取り組んでくれます。

夢はしばらくしてかない、湘南から一宮へ場所を移してなお、かない続けています。とてもありがたいことです。だから僕は考えました。欲張って、もっと大きな夢をもち、そのために働かせてもらおうと。

新たな夢は——

症状を診る医学ではなく、原因を診て治す、丸ごと「人」を診る医道に戻ろう。

ということ。

武道、武士道、華道、茶道等々。日本にいくつも伝わる「道」には、人が見ていない裏でこそ礼を尽くし、気を抜かず精進する「おもてなし」の姿勢があります。人のからだを診る医学も、かつてはそうであったはず。医療をそこに戻したいと願うのです。

現代の医療は経済学が入り込んで「対症療法」一辺倒になった。症状を抑えるだけでは根本的な治癒を望めず、繰り返し不安にさせて、患者本位ではない。病気で苦しんでいる人、不安を感じている人を、きちんと導ける医道。患者自身が原因とまっすぐ向かい合える手伝いをし、不安を解消できる支援をする。患者さん本位のあり方が「医道」だと思います。

現状はといえば、患者さん側も忙しくて、「とりあえずこの症状だけとってください」という人も増えています。医療側も経済学が入り込み、点数にならない生活指導などにはお金をかけたがらない——いまはまだ、医道への道は険しいといわざるを得ません。

医道に戻れたら、患者さんにいいのはもちろんですが、医者も「治せる」機会が増えて、生きがいが増すでしょう。ハッピーになって、きっと寿命が延びる。

再び、一段と大きな夢をもつことができたので、僕は、とりわけ自分に大サービスをして、100年体力を養い、はりきって患者さんたちと向き合わせてもらっています。

5章

変形性膝関節症の医療

手術のこともお話しします

一宮西病院の外来、初診時は「保存療法」のご案内から

最後に、変形性膝関節症で外来にお越しになった方がどのような治療を受けていくのか、ご紹介します。手術についても、解説しましょう。

まず初めに、現在、一宮西病院整形外科で変形性膝関節症の治療を受けることを希望される場合、電話をして初診の予約をとっていただきます。

予約日時に病院に着くと、患部のレントゲン撮影をします（ガイダンスの後に撮影する場合もあります）。撮影後、案内されるのは「保存療法」のガイダンスが行われる大きな部屋。こちらで、なぜ「保存療法」から行うのか、その意味と期待される効果、実践する期間など、熱血トークでご案内します。

ガイダンスは、途中に体操などもしてもらいながら約60分。

伝えたいことの豊富さから考えると時間が短い中で、ひざ痛の原因や治療について理解

を深め、希望を感じてもらいたい。そこで学びあり、驚きあり、笑いありの会になるように、僕は毎度、一回入魂の気持ちで、工夫してお話ししています（一宮西病院が公開しているYouTube動画「【ひざ痛】自分の足で歩き続けたい方へ ～100年足腰～」もおおむね同様の内容です）。

本書の冒頭でも書いたとおり、**前にかかった病院で「人工関節置換術しかない」と言われてきた患者さんにも、僕はすぐに手術をすることはありません。**それをガイダンスでも説明し、まずは3か月間、保存療法を実践すると、約束をしてもらいます。

ガイダンスの後の個別外来では、次のようなことを話します。

● **症状の見立て、治療計画について対話**

レントゲンなどの検査結果から診断を伝え、原因について一緒に考える

● **ひざを治してやりたいことについて対話**

ひざが痛むことで生活上、どのように困っているかうかがう

ひざを治して「したいこと」についてもうかがう

● **体重減量の必要性、減量目標の提示**

その方の適正体重に落とす減量の方法について、いくつかアドバイスを提供

●「足放《ほう》り体操」のやり方を直伝、覚えてもらう

自力で軟骨再生を促す「足放り」。正しく放れるか、確認

●筋トレと歩き方指南

大腿四頭筋や内転筋の鍛え方、「内もも歩き」のレクチャー

これらを行い、次の診察日（約3か月後）を決めたら、その日の診療は終了です。

最後にまとめますが、僕が初診時にお伝えしているたつみ式保存療法とはこれです。

①朝起きてトイレに行く前に足放り体操／暇があれば足放り体操
②体重を標準へ／戻し方は週一回絶食を提案
③歩き方／O脚の人は内もも歩き／X脚の人は一直線歩き／治るまでは杖をつく
④筋トレ／大腿四頭筋を鍛える／腹筋と骨盤底筋群も

①の「足放り体操」が、残った硝子軟骨を育てます。この足放り体操で、狭くなって居場所がなくなった半月板も、元の位置へ戻ろうとします。滑膜が引き伸ばされ、縮むこと

で軟骨の栄養成分を分泌します。まったく硝子軟骨がなくなった人では、線維軟骨が生成することを助けます。体重をかけないで、足を放る。軟骨の再生を促す保存療法は、これだけです。

②の「体重」は、多くの人にとって問題です。①でせっかく再生された軟骨も、体重の5倍から8倍の荷重がかかると、すぐに潰されてしまいます。これも根気よく取り組む必要があります。

③の「歩き方」を変えることは、今まで軟骨をつぶしてきた悪い癖のある歩き方を矯正することです。まったく隙間がなくなった人でも、反対側へストレスをかけると関節が開くことをお伝えしましたね。今までの歩き方を続けたら、①でつくった軟骨をまた潰してしまいます。最初は鏡で見ながら歩き方を変えますが、身につけば本当に痛みが減るので、みなさん自然と歩き方が変わられます。

④の「筋トレ」でひざ周囲の筋肉を「赤身肉」に戻すことで、ひざ関節がしっかりしてきます。筋肉が、グラグラを防ぐサポーターの役割を果たし始めると、①で再生した軟骨が潰されず保存されていきます。ラクだからと市販のサポーターを巻いていたら、筋肉はサボって仕事をせず、霜降りの肉になっていくことは学びましたね。

４つの保存療法の中で、もっとも大切なのは①の軟骨の再生です。しかしこれだけでは、再生してもすぐになくなることも理解していただいたと思います。**この４つの保存療法を真剣に３か月やることで、見える世界は驚くほど変わります。**

必要なのは、意識の変換です。保存療法を「自分でやって治す」と意識を変えて、行動することです。

再診時に「その先」について話し合い、個別の治療計画を立てる

およそ3か月後の次の診察日、レントゲンを撮ると保存療法の結果が出ます。

痛みが軽減していたら、さらに保存療法を続けてもらいます。ある程度軟骨が復活すれば、足放りや筋トレを減らしても痛みから卒業される人もいます。保存療法を続けてもらうと、半分位の人が手術なしでひざの痛みから卒業します。一方、痛みが軽減していない場合、なぜ改善しなかったのか、一緒に原因を考えます。

そして、ここから先はケースバイケース。さらに3か月、自力で保存療法を継続する人、

もう一度ガイダンスを受ける（一から出直す）人、手術の予約を入れる人など、それぞれです。とにかくよく話し合って、治療は進んでいきます。

僕は、「手術をしない医者」ではなく、「すぐには手術をしない医者」なだけで、結果として毎週たくさんの方の変形性膝関節症の手術をしています。うまくしたもので、全体の約10％の人が手術を選ばれています。

患者さんに「最後には手術という『伝家の宝刀』で必ずしっかり治しますから、まずは保存療法をやってみましょう」と提案するからには、懐刀は磨きに磨く。膝関節手術の先進医療を学び続け、「よりからだに負担のかからない術式」を研究・開発し続けています。うれしいことに近年は海外から手術を視察にドクターたちがやってきます。

だから手術を選択したい患者さんとも真剣に、前向きに向き合います。本来は108年もつひざであり、手術をしないで痛みを治せる方法があるから提案していますが、「早く手術をしたい」というのも、患者さん自身のそのときの選択です。

手術をせずに歩けるようになる方法を知っても、実践できない人、早く手術をしたい事情がある人、さまざまで自然。人生は有限ですから、むだに時間も費やせません。

ただし、痛みという「結果」だけでなく、痛みの「原因」に目を向けること。ひざを治す主体者は自分自身だということ。患者さんの意識がそのように変わることを、僕はできるだけ気長に待つようにしています。その時間が、患者さんにとって「必要な時間」だと思うからです。

先にも書いたとおり、ひざの痛みは、ひざのみならず、全身の健康や、これまでの生活を振り返り、考えるチャンスでしょう。ひざの痛みは生活を不便にすることはあるものの、いのちに関わらないので、よく考えて、決めるのがいい。手術についても、メリットと、デメリットやリスクを勉強して選択することが大事です。

実際、手術を予約したものの、その日を待ちながらこの保存療法を続けていたら痛みが軽減し、手術をキャンセル——そんな人もいます。

また、その人にとっての変形性膝関節症になった最大の原因が「過去の骨折による骨の変形」など特別な場合もあり、その骨を治す手術を行った結果、人工関節置換術が必要なくなったケースなどもありました。いずれにせよ、手術を行うについても「原因を治す」

視点で患者さんと話し合うのです。

人工関節置換術のメリット

すべての人工関節置換術に共通するメリットは、からだを動かそうと体重をかけたときの激痛がなくなることです。骨の端を金属でカバーするので、先に説明した「微小骨折（56ページ）」がおこらなくなるためで、手術前に微小骨折の激痛を繰り返し経験してきた患者さんたちの多くは「まったく痛みがなくなった」と感想を漏らします。実際には別の痛みが残ることがあるものの、微小骨折の激痛の比ではないため、痛みなく歩けるようになったと感じる人が多いのです。

もっともからだに負担のない術式「半置換術」から順に、人工関節置換術について紹介しましょう。

からだへの負担を最小限に！
損傷部位だけ人工関節にする「半置換術」

手術の術式は、患者さん個々のひざ痛の原因と保存療法の成果、そしてひざの靭帯の状態等によって適応するものを選択します。

人の治る力が最大限に発揮されるように手術をしたいので、適応する場合は軟骨の損傷がある内側関節だけを人工関節に換える「半置換術」を推奨しています。半置換術の適応は、ひざの真ん中にある前十字靭帯と後十字靭帯が残っていること。

半置換術では手術の傷は小さく、約６～８㎝で手術が可能です。筋肉はまったく切りません。ひざの中にある４つすべての靭帯を残すことができます。前十字靭帯が損傷してきていくらか機能低下している場合もありますが、内側関節の手術後にO脚が矯正されて、歩けるようになると、靭帯の回復もみられることがあります。

半置換術をする最大のメリットは、前十字靭帯を残せることですが、その中にある緊張を脳へ伝える神経（プロプリオ・レセプション）が残せることが重要です。

これによって患者さんは術後に十字靭帯のねじれを感じることができ、目をつぶっていても下腿がどっちへ回旋しているかわかります。靭帯の中の神経が残ることで、自然な感じを受けるということです。

前十字靭帯を切って、ひざ関節全部を金属に置き換える全置換術の場合は、神経から脳への伝達はなくなるので、「痛みはないんだけど、ちょうつがいみたい」と違和感を感じる人もおられます。ですから、靭帯が残せることは大きな利点でしょう。

手術前

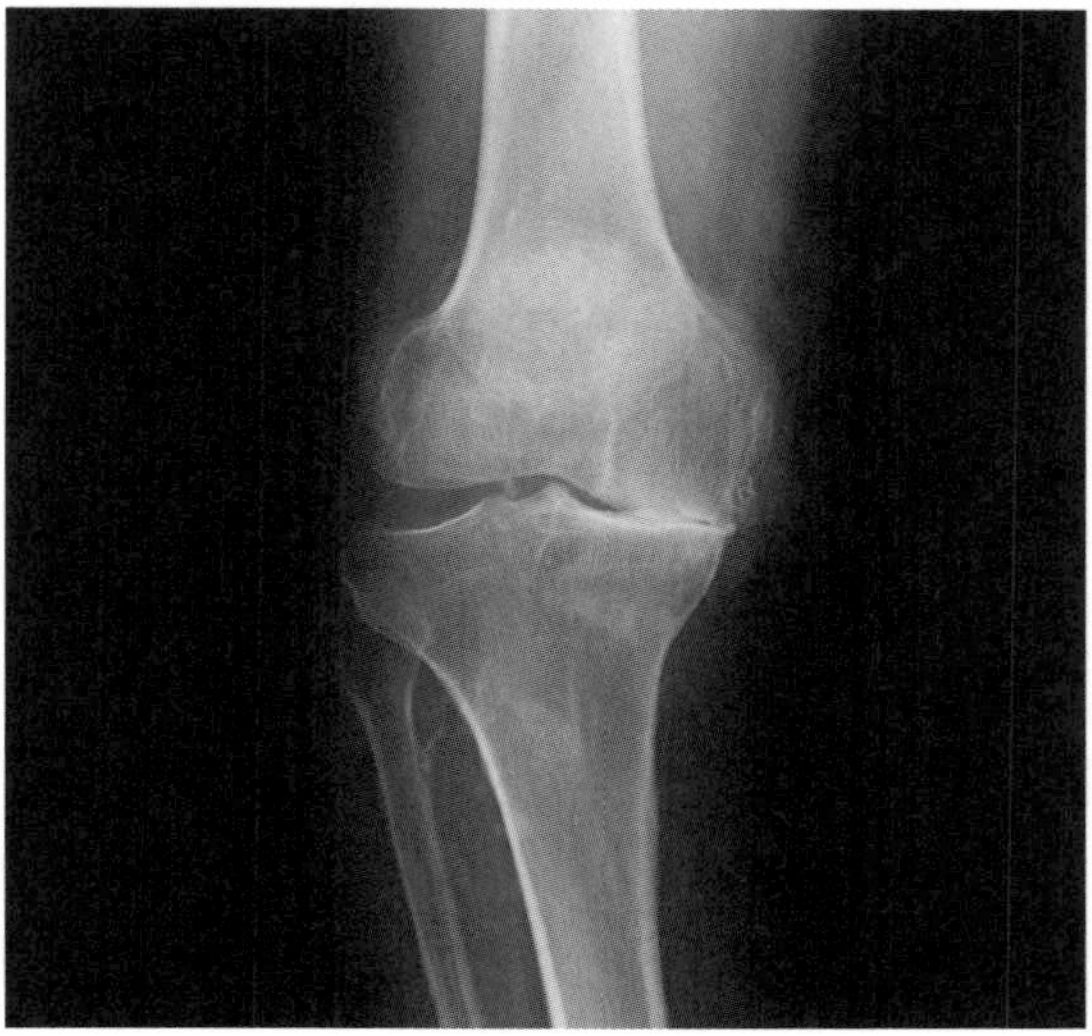

半置換術後

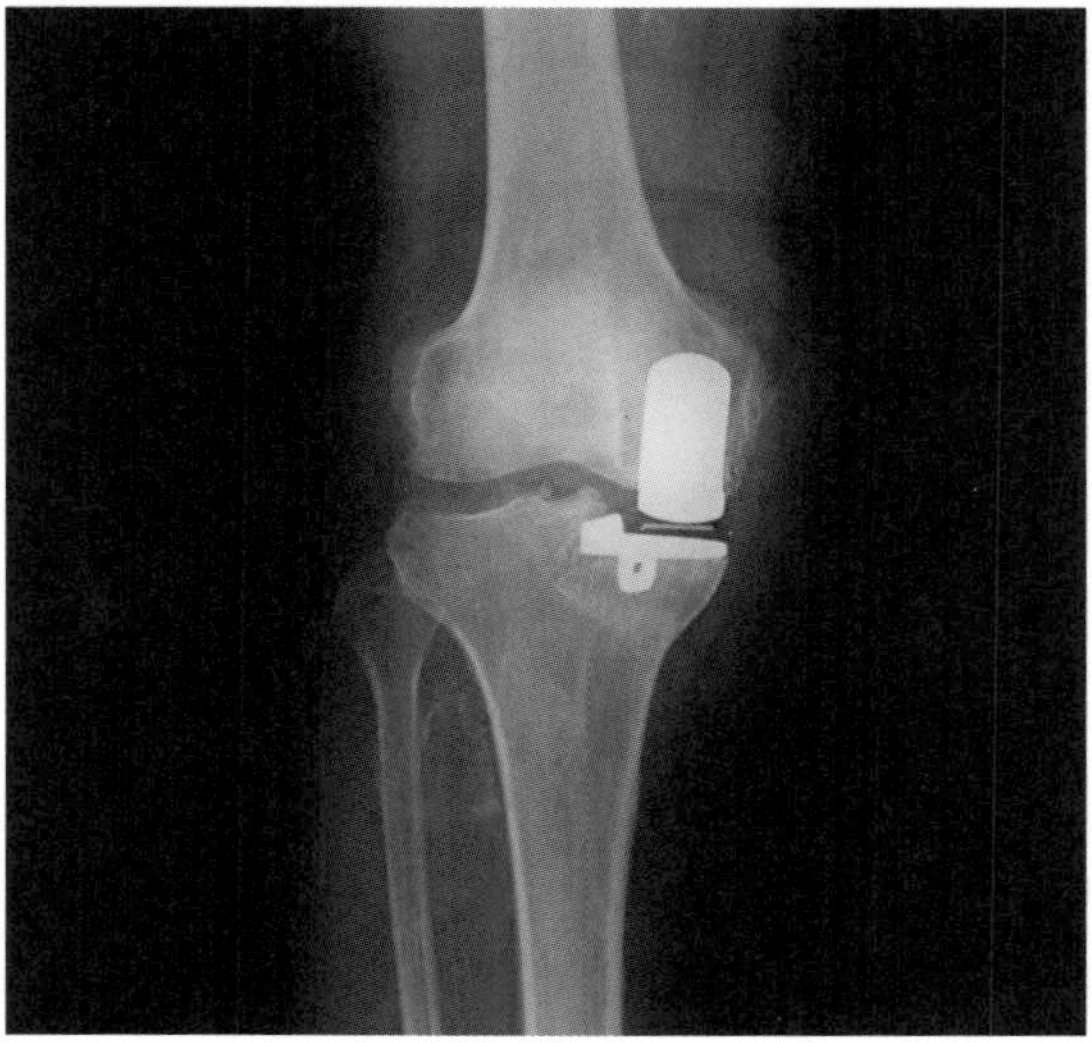

ひざの関節全体を人工関節にする「全置換術」

すでに前十字靭帯が切れて半置換術が適応しない場合や、リウマチによって関節全体（内側と外側）の軟骨が破壊されている場合などには「全置換術」を選択します。僕たちは全置換術の場合も筋肉を切らずに行う術式を考案しました。大腿四頭筋をお皿の周りで切る場合に比べ、術後のひざ周りの腫れが少なく、回復は早くなります。

前十字靭帯が切れても、痛み止めを飲んで歩いていると、変形性膝関節症の末期にまで進みます。脛骨が前に出てきて、普段体重を受けていなかった脛骨後方に荷重がかかり始めると骨欠損を生じるようになります。骨欠損が大きくなると、骨移植といって患者さんの骨を積み上げた上に人工関節を入れる必要があります。

末期まで進んでしまう理由は、先にも書いたとおり「痛み止めを飲んで歩く」から。そして「保存療法」を知らない（実践していない）から。つまりこの本をしっかり活用して、末期まで進行させないようにしましょう。

手術前

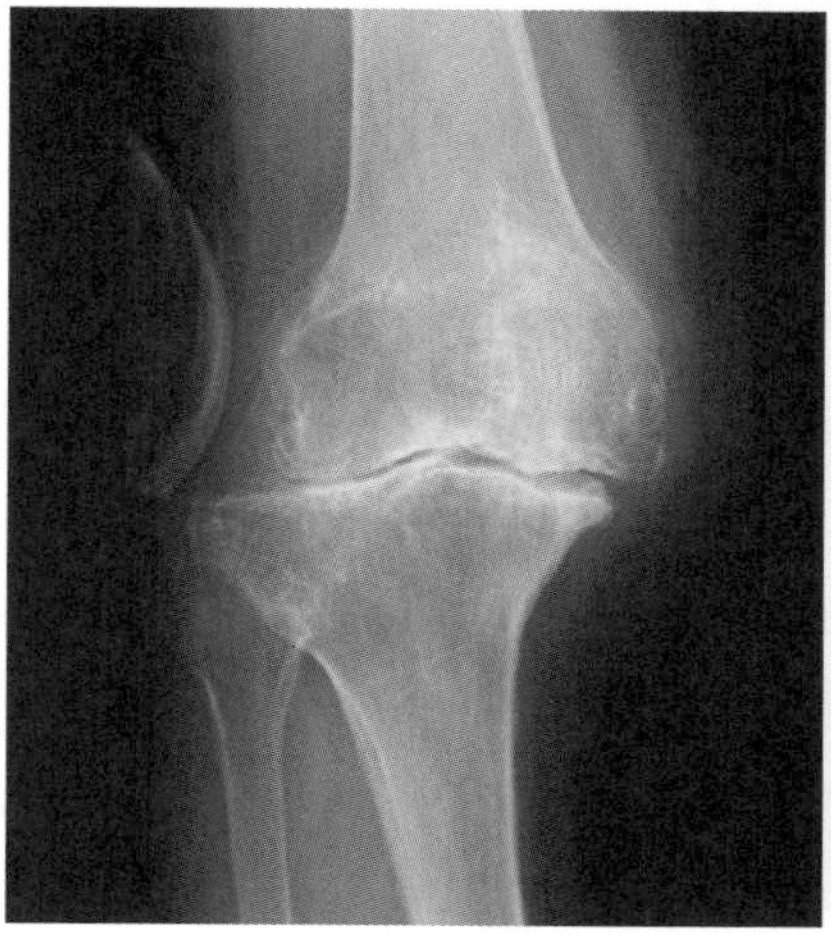

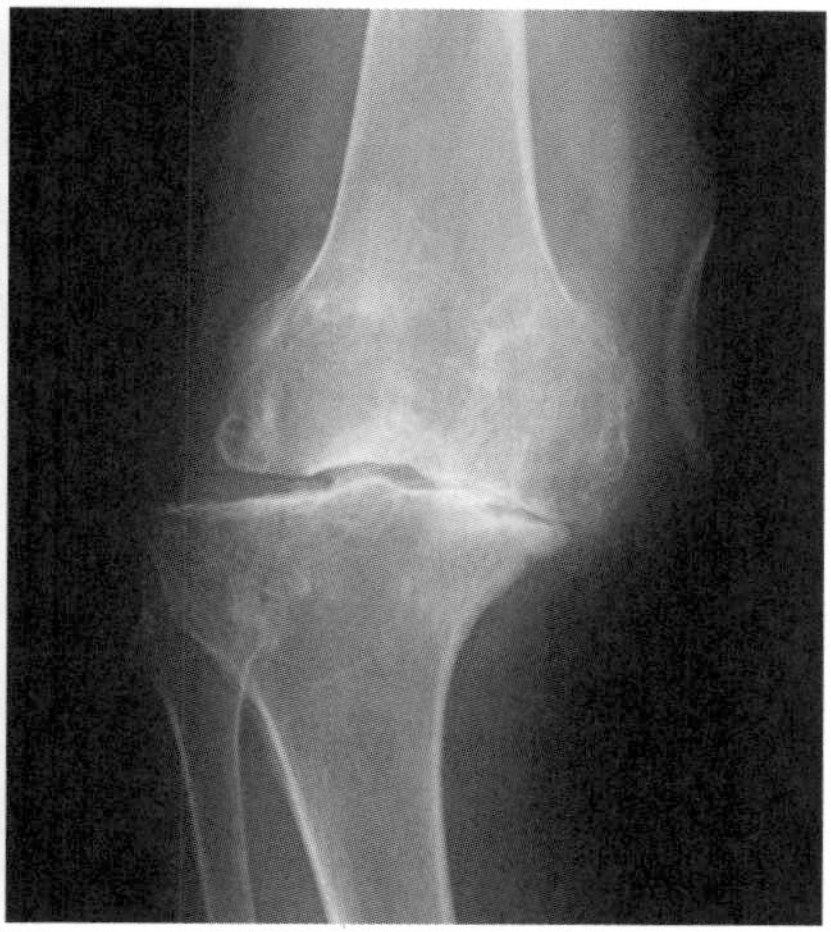

ひざの内側・外側両方の軟骨が欠損

全置換術後

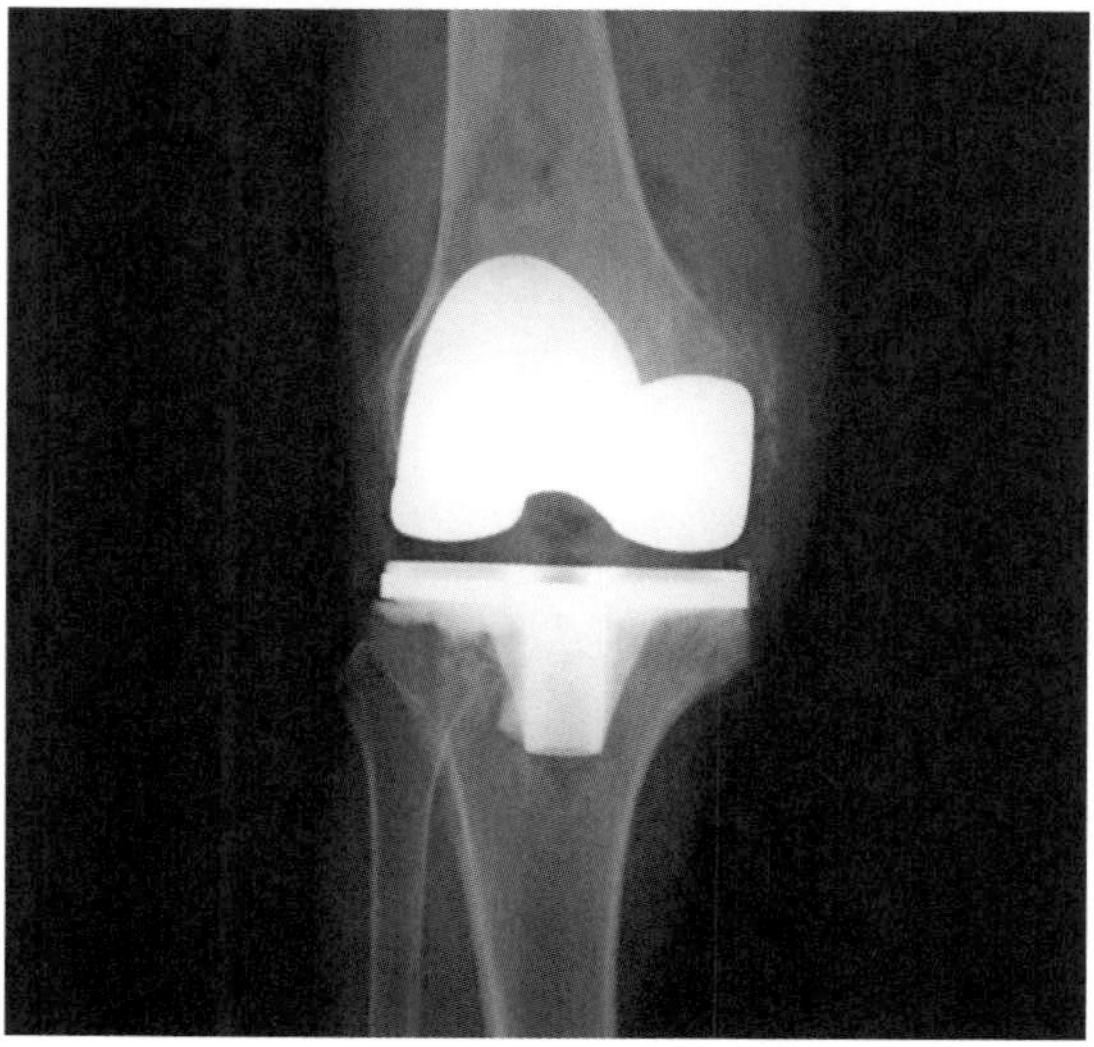

変形性膝関節症治療にまつわるQ&A

Q 「コンドロイチン」のサプリメントで軟骨は増えますか?

A コンドロイチン硫酸はたしかに軟骨の保護成分の1つです。そのままではなく、タンパク質と結合して、軟骨や皮膚の細胞に存在しています。ただし、僕らが「口から食べたもの」は、どんなものも〝そのまま〟利用されることはありません。

簡単に説明すると、タンパク質なら、いくらか胃で消化されると、十二指腸では消化酵素によってアミノ酸に分解され、小腸の粘膜から吸収されます。その後、血液によって肝臓へ送られ、肝臓の酵素による化学反応でタンパク質が生産され、再び血液によってからだの各部へ運ばれます。ただし軟骨には血管がないので、直接は届きません。

さらに、FDA(米国食品医薬品局)をはじめ諸外国では2000年代はじめからコンドロイチン硫酸の経口摂取の効果は否定されています。つまりコンドロイチン硫酸を口から食べても、それがそのまま軟骨になることはないのです。ほかの軟骨成分の経口摂取についても答えは同じです。

Q 主治医から「いずれは手術」と言われています。セカンドオピニオンを受けるべきでしょうか？

A セカンドオピニオンはとっても重要！

医者の意見というのは、その医者が経験した症例と結果で答えている——そう思って、視点を変える。それがセカンドオピニオンを受ける意味です。私は保存療法が主体の医者なので、可能な人には保存療法を提案します。手術しかしたことがない先生は「すぐ手術」とおっしゃるでしょう。まったく視点が違うから、意見が違います。

一人の医者が何を言おうと、それを最後の宣告などと思うことはないのです。治療の主役は自分。自分を見る視点をいくつももって、納得いかなかったら三人目、四人目……と、自分が、より正しい自分に近づくために真剣に医者を選んだらいいでしょう。

忘れてはならないのは、結局は、自分が選んだということ。自分を信じて選んで、自分で責任を取る。真剣にそうやっていたら、ちゃんと出会うべき医者に出会うと僕は思います。

Q　人工関節置換術のデメリットとは？

A　人工関節の素材は金属で、人工軟骨は医療用ポリエチレンです。いずれにせよ人工物なので、デメリットは血液が流れていないということです。血行がないので、新陳代謝はしません。金属は100年くらい持ちますが、ポリエチレンは現在のところ耐用年数は約15〜25年となります。

ポリエチレンを食べても新陳代謝しませんので、すり減ったら入れ替えなければなりません。人生100年時代になったとはいえ、高齢での再手術はからだに負担が大きい。かといって保存療法が合わない場合は、ポリエチレンの寿命のことなど考えず、さっさと手術を受けて痛みなく歩けるようにすべきだと考えます。

Q　術後のリスクとは？

A　感染症のリスクが1〜2％と報告されています。100名この手術をすると、2名ぐらいは感染症を起こす可能性があるということです。

僕らの皮膚や腸にはたくさんの細菌がいて、からだにいいはたらきをしたり、逆の作用をしたりします。しかし普段、関節内にはどの細菌もいません。

体力が落ちたときなど、抵抗力が下がると、からだのどこかでばい菌が異常に増えて、関節の中にも菌が入ってきます。ばい菌を退治するのは血液の中の白血球なので、ばい菌は生き残りをかけて「血液がほとんどない金属のかげ」に隠れ、巣をつくろうとするわけです。

人工関節などの異物にはまったく血液がないので、ばい菌にとっては絶好のすみかになってしまう。血が通っているところを避けたばい菌が、骨と人工関節の間に隠れてしまったら、抗生剤も効きません。抗生剤も血液で運ばれるからです。こうなるとひざから人工関節を抜去しなければ治りません。

ですから人工関節置換術後に感染症が疑われるような高熱が出たら、ばい菌がからだ中に散らばる前に抗生剤の点滴をして、菌を殺さなければならない。医師に「人工関節置換術を受けた」と申し出て、抗生剤投与などの処置が早ければ、大事に至ることは少ないです。

また、下肢の手術を受けた患者さん全般にあるリスクとして、血栓症があります。手術をしたあと2~3日は痛いので、あまり動かずにベッドの上でじっとしていることが多くなります。そうすると、下腿の筋肉のポンプ作用が少なくなるため、ふくらはぎに血栓が生じる可能性があります。

Q　右のひざがとても痛いです。左も、右に比べたらましだけど、痛い。このさい両脚とも手術してもらえませんか？

A　僕は一度に両脚の手術はしません。痛みが強いほうのひざが治り、歩けるようになると、もう一方のひざの痛みがなくなる、ということがあるからです。

それは手術した方の脚がまっすぐになると、長くなるためです。そのあとは、手術していない脚は少しつきにくくなるので、本書でご紹介した「足放り」と歩き方を変えるだけで治ってしまう場合が多いのです。

いますでに両方痛い人には、にわかには信じ難い話ですが、手術はいつでもできるので、痛い方だけまず受けてみて、自分で感じてみるのがいいかもしれません。

保存療法にがんばって取り組み、姿勢や歩き方を改善し、体重を減らし、太ももの筋力をアップした人ならなおのこと、その効果もあって手術する必要がなくなります。

Q「半置換術」をした後、スキーを再開した人がいるって本当ですか？　誰でもそんな激しい運動ができるようになるのでしょうか？

A　前に講演で話しましたね。主治医としては「手術をするなら激しい運動（スキー）は諦める」と約束をしていただいて、執刀しました。基本的にはどなたにも同様のお話をします。それは運動をしたら、早く人工軟骨が摩耗してしまうからです。

その方の場合は術後、「スキー、行ってもうた」と、キラキラの笑顔のビデオレターを頂戴しました。患者さん自身の選択に、僕は何も言えません。

大好きなスキーがまたできて、本当にうれしい。生きていてよかった。笑顔に添えられた手紙にそうありました。ひざは大事だけれど、ひざを守るために人生の輝きを失う、というのも違いますよね。人それぞれ、自分の人生の主人公。そりゃ、思いどおりにしはる。ご自分で責任を持ってすることには、僕はどうぞとお答えするようにしました。「10年長く生きられるより、あと5年大好きなスキーができる方を選ぶ」と言われましたので。

個人的には、医者の言うことなんぞ、ときには聞かへん人のほうが元気で長生きするかも、とも思う（笑）。なにか困ったら、また相談に来てもらえば、主治医の僕はまた患者さんと向き合います。

Q　ひざの軟骨の再生医療とは？

A　僕はそう遠くない未来に、人工関節を入れる手術は不要となる日が来ると確信しています。いずれ自分の幹細胞から軟骨を再生して移植する「再生医療」に変わるでしょう。

しかしまだひざに関しては、体重をかけて歩くことに耐えうる軟骨はできていません。今現在、実現しているのは、幹細胞を使っていても、炎症を止める作用があるだけで、未来の再生医療のための「実験」が続いている段階です。いわゆる「治験」なわけで、それを受けるとなれば保険適用外なので自費で30万～100万円かかります。前著にも書いたとおり、新しい医療はもちろん大切ですが、夢をもってなけなしの貯金を使い、結局は別の治療を選択することになる患者さんを見てきて辛いものがあります。

患者さんの脂肪からとった幹細胞か、血液の中の幹細胞を、からだの外で培養（数を増やして）ひざ関節の中へ戻しています。幹細胞は受精卵ほどではないですが、いろんな細胞になる可能性を持った細胞です。それが硝子軟骨にまで分化してくれることを祈って、ひざ関節内に戻しています。しかし入れた幹細胞が、まず消失した軟骨部分に落ち着かない（足場の問題）。落ち着いても、硝子軟骨にまで分化するための因子が、まだ未解明であり、いろんな因子や遺伝子を試している最中です。

遠くない未来に、金属という異物をからだに入れなくてすみ、からだの負担を減らすことができるようになる。僕は技術革新の情報に注目しながら、未来を楽しみに待っています。でも今現在は、治験中であり、それを商売にしている病院も出てきました。美容整形で行われていて、大変な目にあわれた患者さん数名を診たこともあります。そういうことで商売をしていたら、自分の人生がどうなるのか、わからないのでしょう。そんな医療は医道からは、程遠いように感じます。

僕自身は、いまできる範囲でもっともからだに負担のない治療法を、正確に行なうよう努めています。

おわりに

ひざ関節痛はいわば「シーソー」のようなものです。

どうしたら悪い方向へ傾いてしまうかを知って、それを減らしていきつつ、いい方向へ傾く術も知り、それを増やしていく。その〝ぎっこんばったん〟の果てに治ります。いい方向へ傾く術とは、「たつみ式・保存療法」であり、保存療法を「自分でやって治す」と意識を変えて、行動することです。何度も復習しますが、4つの保存療法はこれです。後は対症療法を続けないことですね。

①朝起きてトイレに行く前に足放り体操／暇があれば足放り体操
②体重を標準へ／戻し方は週一回絶食を提案
③歩き方／O脚の人は内もも歩き／X脚の人は一直線歩き／治るまでは杖をつく
④筋トレ／大腿四頭筋を鍛える／腹筋と骨盤底筋群も

最後に伝えたかったことは、自分軸で生きる大切さです。自分で理解して、選択して、実行すること。少しでも変だな？　と、違う気がすることはしないことです。自分が決定したことの結果は、受け入れることができます。誰かに言われてしたことの結果は、誰かのせいになりやすいです。自分軸で生きることは後悔をしない大事な指針です。

『100年足腰』に続き、みなさまに本書をお届けできることは最大の喜びです。構成を手伝ってくださった下平貴子さん、サンマーク出版編集部の橋口英恵さんほか、関わってくださった方々のおかげさまです。本当にありがとうございました。

この本が、みなさんの〝はつらつ100年〟のお役に立てることを願ってやみません。僕の患者さんたち、自分の原因と向かい合って、ひざ痛・糖尿病・がんなどを克服された勇気ある人たちから、「多くの人へ伝えてほしい」と言われていました。今回も本を読まれて、自分軸を立て、人生が変わる人がいらっしゃればうれしいです。

2023年7月

巽　一郎

巽 一郎（たつみ・いちろう）

医師。ひざのスーパードクター。1960年生まれ。静岡県立薬科大学薬学部卒業後、大阪市立大学医学部に入学。薬学部4年時にバイクで大けがをし生死の境をさまようなか、亡き父の「本当に好きなことをやれ」という言葉に奮起、薬学部卒業後に大阪市立大学医学部に入学という経緯を持つ。卒業後は同附属病院整形外科に入局し手術三昧の日々を送りながら、米国（メイヨー・クリニック）と英国（オックスフォード大学整形外科留学）などに学び、世界最先端の技術を体得。人工膝関節手術の常識を変える「筋肉を切らない・傷口の小さい」手術の開発や、からだへの負担を最小限にする「半置換術」の積極的導入など、日本屈指の技術と、患者の立場に立った診療方針で全国各地から人が絶えない。評判の手術の腕の一方で「すぐには切らない」医師として話題を集める。「手術は最後の手段」と、オリジナルの温存法を提案し患者とともに挑戦の日々。湘南鎌倉総合病院人工膝関節センター長を15年務めた後、2020年より一宮西病院人工関節センター長に。

100年ひざ

2023年 7月25日　初版発行
2024年10月20日　第19刷発行

著　者　　巽 一郎
発行人　　黒川精一
発行所　　株式会社サンマーク出版
〒169-0074 東京都新宿区北新宿2-21-1
電話 03-5348-7800
印刷　　三松堂株式会社
製本　　株式会社村上製本所

ISBN978-4-7631-4066-1 C0075
ホームページ　https://www.sunmark.co.jp